Colección

HISTORIAS NO CONTADAS

Con las cuerdas rotas

Con las cuerdas rotas

Una historia de perseverancia, un legado de esperanza

Por Soraya Lamilla

Profesionalmente conocida como Soraya

Edición de Alison Provsot

Grupo Editorial Norma
www.norma.com
Bogotá Barcelona Buenos Aires Caracas
Guatemala Lima México Panamá Quito San José
San Juan San Salvador Santiago de Chile Santo Domingo

Soraya, 1969-2006
    Con las cuerdas rotas / Soraya Lamilla. -- María Elvira Bonilla (editora). --
Bogotá: Grupo Editorial Norma, 2006.
    264 p. ; 23 cm. -- (Historias no contadas)
    Título original: Broken Strings.
    ISBN 958-04-9683-8
    1. Soraya, 1969-2006 2. Cantantes colombianos
I. Bonilla, María Elvira, ed. II. Tít. III. Serie.
920 cd 20 ed.
A1091907

    CEP-Banco de la República-Biblioteca Luis Ángel Arango

Con las cuerdas rotas

Una historia de perseverancia, un legado de esperanza

Por Soraya Lamilla

Profesionalmente conocida como Soraya

Edición de Alison Provsot

Grupo Editorial Norma
www.norma.com
Bogotá Barcelona Buenos Aires Caracas
Guatemala Lima México Panamá Quito San José
San Juan San Salvador Santiago de Chile Santo Domingo

Soraya, 1969-2006
    Con las cuerdas rotas / Soraya Lamilla. -- María Elvira Bonilla (editora). --
Bogotá: Grupo Editorial Norma, 2006.
    264 p. ; 23 cm. -- (Historias no contadas)
    Título original: Broken Strings.
    ISBN 958-04-9683-8
    1. Soraya, 1969-2006 2. Cantantes colombianos
I. Bonilla, María Elvira, ed. II. Tít. III. Serie.
920 cd 20 ed.
A1091907

    CEP-Banco de la República-Biblioteca Luis Ángel Arango

© Soraya Lamilla p.k.a. Soraya 2006
Edición versión en inglés Alison Provsot
Edición versión en español María Elvira Bonilla

© de esta edición Editorial Norma S.A., 2006
Apartado Aéreo 53550, Bogotá
Derechos reservados para todo el mundo de habla hispana
Primera edición: Editorial Norma, octubre de 2006

Diseño de cubierta original: Adriana Araújo para Answer Design Group, Inc
Adaptación de cubierta para edición en español: María Clara Salazar
Fotografía de cubierta: Tony Vera
Armada: Blanca Villalba Palacios

CC 32914
ISBN 958-04-9683-8

Este libro se compuso en caracteres Adobe ITC Usherwood

Prólogo

NUNCA ME OLVIDARÉ DEL DÍA en que nos conocimos. Soraya se presentaba en un evento para recaudar fondos organizado por una compañía televisora de habla hispana en Miami, la ciudad que ella tanto amaba. Como a menudo sucedía, su espíritu llenó el salón desde el momento en que ella entró. Haciéndole honor a su nombre, Soraya era una estrella brillante, admirable en su belleza e inspiradora en su sinceridad.

Pero fue lo que me dijo fuera de cámaras lo que me reveló la gran misión de su vida y su música. "Déjame ayudarte a educar a la mujer hispana" me dijo, hablaba de el cáncer de seno, la enfermedad que le había robado a su abuela, a su madre y muy pronto a su tía – sus *angelitos*, como solía llamarlos.

Soraya no era una artista buscando llamar la atención. Ella era sólo una hija, una nieta y una sobrina buscando ser la diferencia. Sabía que la mujer latina es entre todos los grupos étnicos la que menos practica el auto-examen, o acude regularmente al doctor para examenes de rutina o se realiza mamografías anuales. Como resultado de esto, las latinas que padecen de cáncer de seno son diagnosticadas cuando la enfermedad está ya muy avanzada haciendo que sus probabilidades de vida sean menores.

Pero Soraya sabía también que cuando el cáncer de seno se detecta a tiempo, antes de que se riegue fuera del seno, la probabilidad de sobrevivir más de cinco años es mayor al 95 %. "Todos merecemos la posibilidad de luchar para sobrevivir esta enfermedad" solía decir.

Para ayudar a las latinas a tener esa oportunidad, los miembros de la la Fundación Susan G. Komen contra el Cáncer del Seno trabajamos con Soraya para incluir en su entonces próximo álbum *Cuerpo y Alma*, información sobre la salud de los senos y de la importancia de la detección temprana.

Unos meses después de esto, mi teléfono sonó. Era Soraya, estaba en Colombia visitando a su tía moribunda… "Nancy, tengo un bulto en el seno" me dijo. En unos cuantos días sus doctores habían confirmado la terrible noticia de que tenía cancer de seno en la avanzada etapa 3, y uno de las formas más agresivas de la enfermedad.

El escenario era muy familiar, fue como cuando recibí esa inolvidable llamada de mi hermana Susan G. Komen hace ya casi treinta años atrás. Al igual que Susan, Soraya fue diagnosticada a una edad muy temprana: Susan tenía 33 años, Soraya tenía 31. Ambas tenían aún un mundo entero por vivir, y ambas prometieron lo mismo –comprometerse enteramente a buscar una cura para esta enfermedad y a reducir el grado de dolor de otras mujeres que tuvieran que pasar por lo mismo que ellas.

En los años siguientes, la vida de Soraya, al igual que las letras de sus canciones, se convirtieron en una inspiración. Muestra de ello es su canción "*Por ser quien soy* (*No One Else* en su versión en inglés)"

> *Con armas en mi alma, balas de amor, fuego de fe*
> *En pie de guerra ante el enemigo que no se deja ver*
>
> *Tuve días de rabia y noches llenas de lágrimas*
> *Buscaba valentía en cada esquina de mi alma*
> *Lo que me importaba hoy no le encuentro su razón*
> *Estar viva y agradecida es mi preocupación*
>
> *Cuando sólo quería rendirme y desaparecer*
> *Descubrí lo que define ser una mujer*

Algunos le sugirieron no hablar públicamente de su enfermedad, pensaban que el hacerlo dañaría su imagen. Pero con compasión, amor y coraje como sus armas, ella decidió enfrentar al público. Después cuando parecía que le había ganado la batalla al cáncer, Soraya compartió los momentos más oscuros de su vida incitando a las mujeres, especialmente a las latinas a vencer el silencio y la pena que les evita buscar los tratamientos médicos oportunos que pueden salvar sus vidas.

Como cantautora, Soraya combinó las influencias culturales que forman parte de su herencia. Como la "Embajadora Latina" de la fundación Komen, su amor, su honestidad y su humildad (mostrándose muchas veces sin cabello) trascendieron países, culturas y lenguajes llegando a los corazones de millones.

Los que somos parte de la fundación Komen, permaneceremos por siempre agradecidos con Soraya. Ella no sólo era una mujer elocuente cuyas palabras y sabiduría instigaron a miles de personas a las lágrimas y a tomar acción. Soraya fue una querida amiga que nos inspiró a ser mejores, nos ayudó a aclarar y llevar nuestro mensaje de esperanza a nuevas generaciones de mujeres de habla hispana. Hoy en día, esas mujeres ven a Soraya con el mismo amor y asombro que Soraya vio a su madre cuando cantó *"Pienso en tu fortaleza, me da aliento".*

Soraya nunca dejó de enseñarnos, ni siquiera en sus horas más oscuras cuando el cáncer regreso. Conforme se acercaba al final, Soraya como siempre buscó en su alma y encontró las palabras justas que muestran su espíritu: "Sé que hay muchas preguntas sin respuestas, que la esperanza no se va conmigo, y sobre todo que mi misión no termina con mi historia física".

Y eso es lo que creo será el mayor legado de su vida –la esperanza que nos regaló, los corazones a los que llegó y las vidas que salvó. Soraya nos dejó muy, muy pronto, pero al igual que su voz angelical que nos mueve, su música y su misión vivirán por siempre.

Nancy G. Brinker
Fundadora de la Fundación Susan G. Komen
contra el Cáncer del Seno.

"Un héroe no tiene que vencer.
Un héroe no tiene que ser grandioso.
Un héroe puede ser una persona normal capaz
de sobrepasar eventos extraordinarios
con gracia y dignidad".

SORAYA

Prefacio de la autora

ESTA NO ES MI AUTOBIOGRAFÍA. Soy demasiado joven para pensar que he concluido mi ciclo. Tampoco soy lo suficientemente vanidosa para creer que mi vida entera sea tan importante para ser conocida. Son fragmentos de mi vida los que presentaré en estas páginas, que siento merecen ser compartidos, porque aunque son personales son también impresionantemente universales.

He escogido con cuidado qué publicar, y así como lo he hecho siempre durante mi carrera pública, también he escogido qué guardarme para mí. Muchas personas –familiares, amigos, *fans* y colegas– que han formado parte integral de mi vida, no aparecen mencionados en este libro de manera intencional, sin que esto afecte de manera alguna la importancia que ellos tienen para mí.

A pesar de las tragedias que corren como un río a través de la línea de mi vida, ésta milagrosamente ha sido una vida llena de amor y alegría. Tanto en lo personal como en lo profesional he alcanzado lo que para la mayoría de las personas resulta un sueño. Y es precisamente este dulce sabor de felicidad lo que me ha mantenido en pie y me ha dado la fuerza para nunca darme por vencida.

Este texto no pretende ser una referencia médica, tampoco una fuente de información sobre el cáncer de seno, tengo la ilusión de que será un camino de esperanza y una inspiración para todos aquellos que están perdiendo su armonía. No tengo un doctorado en psicología, filosofía o teología. Así que la condición que me permite escribir este libro es simple: la de haber vivido una vida más que común y corriente. Cada día me he esforzado por no dejar que el tiempo pase sin más, me he propuesto exprimirlo, saborearlo y tratar de ser cada segundo que pasa un mejor ser humano. Mi meta a sido el conectarme con mi cambiante realidad y vivir una vida plena que me permita decir, valió la pena. Con cáncer o sin cáncer, todos nos enfrentamos con temas como el de la muerte, la historia familiar y nuestro legado en el mundo. Confrontamos el ego, la sociedad, la religión, el amor y nuestros propios demonios personales. Es la experiencia de vida que los seres humanos compartimos. Esta narración intenta recordarnos que incluso en los momentos más oscuros de nuestra existencia, siempre hay, aunque aparezca algunas veces oculta, una razón para seguir creyendo. Y que el esfuerzo por reencontrarnos con nuestro ser interior, es el propósito que debe absorber toda nuestra atención. Éste será finalmente el alimento de nuestros sueños y esperanzas.

Pueblito Viejo

Lunita consentida
colgada del cielo,
como un farolito
que puso mi Dios,

para que alumbraras
las noches calladas,
de este pueblo viejo
de mi corazón.

Pueblito de mis cuitas,
de casas pequeñitas,
por tus calles tranquilas
corrió mi juventud;

en ti aprendí a querer,
por la primera vez,
y nunca me enseñaste
lo que es la ingratitud.

Hoy que vuelvo a tu lares
trayendo mis cantares
y con el alma enferma
de tanto padecer,

quiero pueblito viejo
morirme aquí en tu suelo
bajo la luz del cielo
que un día me vio nacer.

Canción colombiana escrita por José A. Morales, grabada e incluida por Soraya en su primer álbum "On nights like this" / "En esta noche". La canción se refiere a ese sentimiento que despierta la tierra, el país y fue tan significativa para Soraya, que ella quiso bautizar su casa con el nombre de: "Pueblito viejo".

1

EL DOLOR SE HA ADHERIDO A LAS FIBRAS DE MI SER. A veces, con la luz precisa, puedo ver su sombra acechándome, recordándome todo lo que he perdido. Sin embargo, he aprendido a convivir con los golpes y las cicatrices, con el dolor que nubla la mente, con la agitación que existe en el vasto espacio oscuro de mi alma. Aunque conozco cada curva de su borde irregular y la huella que ha dejado en cada centímetro de mi cuerpo, no me permito bajar la vista. Para qué. No es necesario hacerlo. Sólo trato de impedir que llegue más hondo, evitar que me atrape.

Siempre me conocí como una persona disciplinada, pero nunca había dimensionado la fuerza del coraje que corre por mi sangre. Nunca escuché ni me dejé sembrar dudas de quienes me decían que iba a fracasar. Puedo terminar magullada y estropeada, pero aun así nada se interpondrá en mi camino. Al final siempre encuentro como perseverar. Estos fueron dones que recibí desde un comienzo. Sin embargo, sólo hasta que vi morir a mi madre entendí lo que significaba amar y ser amado. Sólo hasta que escuché las historias de pérdidas y renaceres de mi abuela, entendí el significado de la dignidad. Entendí la fe y la caridad a través de la vida de mi tía, la hermana mayor de mi madre, quien enfrentó cada golpe con una calma sin vacilación y sin un destello de autocompasión. Sólo cuando me enfermé con el mal que nos mantendrá unidas a las cuatro para siempre, entendí por qué había sido premiada con esa capacidad de encontrar esperanza incluso en los lugares más desolados del corazón.

Soy músico, cantautora y productora. He recorrido el mundo con mis canciones, he aparecido en incontables portadas de revistas, he conocido buena parte de los grandes ídolos que han influido en mi estilo musical. Las paredes de mi estudio están forradas de Discos de oro y reconocimientos, y en estos últimos años me he convertido en una ferviente defensora de los derechos de los pacientes y su portavoz. Pero no son estos los logros que más me enorgullecen. Soy además nieta, sobrina e hija de tres mujeres que murieron de cáncer de seno. Y escribo estas palabras como una mujer que ha superado el tiempo de vida proyectado desde su diagnóstico de cáncer de seno en un estado avanzado. Pero no es la suma de estos años la que me ha dado la fortaleza para andar, sino la manera como he conseguido redefinir los conceptos de tiempo, calidad de vida y todo lo que esto conlleva.

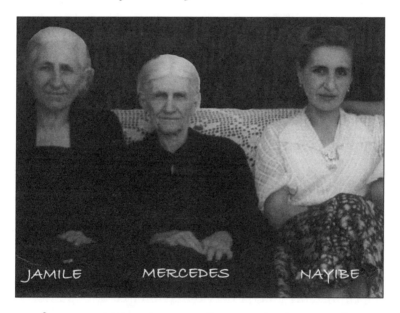

JAMILE   MERCEDES   NAYIBE

Ésta es mi historia, contada a través de sus vidas. Su ejemplo me enseñó a entender el sentido de estar vivo. De ellas heredé el valor para enfrentar lo incomprensible, con dignidad y amor. Me mostraron cómo vivir cuando la vida misma está llena de incertidumbres y que la certeza de la muerte es un hecho inocultable. Me entregaron una herencia llena de retos físicos y emocionales. Cada una de ellas tomó opciones diametralmente distintas para afrontar la enfermedad y siento por tanto muchas veces, que me dejaron unas claves indescifrables para poder

escoger el mejor camino a seguir. Asumieron los intimi-
dantes desafíos que conlleva el cáncer y fue esta lucha la
que me despejó el camino; me enseñaron a deshacerme
de lo insustancial y adherirme a lo que realmente importa. Los medios para enfrentar físicamente la enfermedad eran aterradores, pero el crecimiento espiritual a
través del sufrimiento le devolvía la confianza a los más
escépticos. Sin duda, descubrí algo excepcional en estas
mujeres comunes y corrientes, y a través de ellas me encontré conmigo misma. Sus vidas han sido la crónica de
mi propia existencia.

Cuando miro las fotos personales miro más allá de
la enfermedad que nos unirá eternamente a nuestra
historia familiar, y descubro mis ojos en la mirada cálida
de mi abuela Nayibe. Aquella joven mujer que con gran
determinación y llena de vida, dejó el Líbano, su tierra
azotada por la guerra, cuando tenía nueve años. Junto a
su madre, Jamile, recientemente enviudada y su abuela
Mercedes, atravesaron el Mediterráneo en un barco de
vapor y terminaron en el Océano Atlántico sin un plan
preciso y sólo con una vaga idea de dónde desembarcarían
para comenzar una nueva vida. Mucho tiempo después de
haberse instalado en Colombia, mi abuela debió someterse
a los únicos y primitivos tratamientos disponibles para
las mujeres de su generación que sufrían de "tumores".
Ella fue la primera de nosotras que debió asumir valien-

temente nuestro sino y se convirtió, sin quererlo, en el modelo a seguir.

Tengo una verdadera colección de recuerdos de mi tía América, la hija mayor de Nayibe. Quise ser ella desde el momento en que tuve la edad para caminar. Era espléndida, hermosa y ocupó el lugar de matriarca una vez la abuela murió. La vida de tía América estuvo plagada de obstáculos –tragedias que hubieran derrumbado fácilmente a cualquiera, sin su entereza–. Pero siguió adelante y por encima de sus dificultades e incluso de su diagnóstico de cáncer, se hizo cargo no sólo de su familia inmediata sino también de todos nosotros. Hasta el final, fue ella

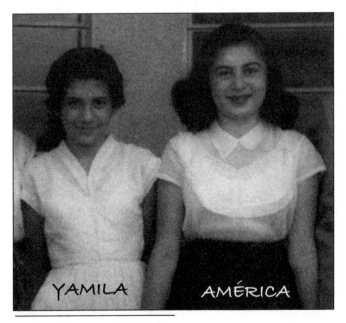

Yamila tenía 11 y América 16 años.

quien mantuvo el control. Siempre con voces de aliento. ¡Sí, si mi destino ha de ser el suyo, yo quiero ser ella! La tía América.

Y claro, también está mi mamá, Yamila. La cuarta hija de Nayibe. La hermana menor de América. "Sorayita" recuerdo que me llamaba, pero con los años de silencio tras su muerte, su voz se me ha ido perdiendo. Antes de convertirse en mi madre, Yamila, siendo muy joven siguió a su esposo detrás del "Sueño Americano", y de la misma manera que su madre había abandonado el Líbano, ella dejó atrás lo que conocía en Colombia para enfrentar un nuevo mundo. Con el transcurso de los años, pasó de ser una jovencita tímida y callada, que buscaba compañía en los libros, para convertirse en una gran conversadora rodeada de risas y de amigos. Desde cuando le diagnosticaron el cáncer, luchó sin dejarse amilanar. Pero algo en ella cambió para siempre. El tratamiento le removió unas fibras más profundas que los propios tumores. Sin embargo, siguió andando. Su luz interior cambió de color pero nunca se apagó. Incluso cuando los doctores perdieron la esperanza, ella mantuvo su templanza. En todo lo que terminé imitándola, estoy segura de que aquello de sostenerse firme era su lección preferida.

Mi abuela Nayibe murió mucho antes de que yo naciera. Afortunadamente pude disfrutar a mi tía y mi madre durante muchos años. Claro que, como nos sucede a quienes hemos perdido seres queridos, el tiempo siempre termina resultando insuficiente. Pero eso sí, en mi caso, muy bien aprovechado. Nayibe, tía América y mamá murieron con paz en sus corazones, aunque fue mucha la vida que se les fue batallando contra el dolor físico y con la zozobra de tener que desprenderse de los hijos que dejaban atrás.

Tras conocer mi diagnóstico y asumir la interminable batalla contra esta enfermedad, busqué fuerzas en el legado de estas mujeres excepcionales. Las vi recurrir con valentía a tratamientos que no eran tan adecuados como los de ahora. Las vi pasar de la certeza a la incertidumbre con decisión. Y su gran lección, a la hora de la confrontación y finalmente la aceptación de su propia mortalidad.

Su ejemplo me ha permitido manejar las oleadas de emociones. Si perdiera el foco, así fuera sólo por un segundo, la marea me arrastraría mar adentro y el lastre de la autocompasión me habría hundido para siempre. La experiencia familiar me ha ayudado a vivir con un alto nivel de exigencia, logrando demostrar, de tanto en tanto, que las estadísticas médicas también se equivocan. Con la misma seguridad con la que me advertían los doctores de aquello que no volvería a hacer, o anticipaban el tiempo que no tendría, mi mente, sorda a los augurios, impulsaba y aún empuja a mi cuerpo a resistir, a mantenerse fuerte y seguir adelante. Y lo cierto es que cada día me muevo, camino, canto, hablo, respiro y vivo con la energía que mis tres *angelitos* guardaron para mí.

Me he consagrado a vivir, a concentrarme en la búsqueda de un equilibrio entre los tratamientos que alargan la vida y las acciones que la enaltecen. La realidad de este padecimiento no será un impedimento sino más bien una herramienta que usaré para cosechar y aprovechar más y mejor el tiempo que se me ha dado… e incluso, el tiempo que se supone no tendré. Me he convertido en una paciente profesional y estoy decidida a impedir que este hecho cambie la calidad de mi existencia. Esta es mi realidad y la acepto, no batallo más contra ella. Prefiero depositar mi energía en vivir la vida que los tratamientos actuales me permiten, a los cuales, quienes me antecedieron no tuvieron acceso.

Seguiré cantando y difundiendo mi mensaje. Continuaré con mi misión de ofrecer ilusión no con palabras vacías, sino con lo que soy, como un ejemplo complejo de lo que significa estar vivo. Me rehúso a quedar atrapada en una pobre y limitada definición de mí misma. Prefiero ser la mujer lúcida que aparece en este libro, con la esperanza de que otros puedan reconocer pedazos de sí mismos en mí, tal como yo me he visto reflejada en mi abuela Nayibe, la tía América y mi madre.

La historia tiene que terminar aquí. Estoy al final de la fila, sostenida firmemente a aquellos elementos de la tradición que valen la pena y descartando los que no, viviendo día a día con la creencia de que pueda ser yo quien rompa finalmente el sino familiar. Quizás alcance a llegar a ser mayor. Pero si no, quiero disfrutar de este viaje al máximo posible. Empezar el día con la conciencia de que la propia mortalidad permite ver la fragilidad de todo. Cada momento se valora como si fuera el último. Y cuando tambaleo y me confundo y siento que no puedo más, me sumerjo en lo más profundo de mi ser, paso mis manos por entre las cenizas que descansan en el fondo de mi alma y entonces recuerdo aquello que alguna vez fue polvo, con la certeza de que con el ripio me reconstruiré de nuevo. Me levantaré como las mujeres de quienes provengo. Una y otra vez, cuantas veces sea necesario, como el Ave Fénix, y mi nueva canción será aún más dulce que la última.

2

EQUIPADA CON LO BÁSICO y un innato sentido del coraje y de la astucia, una preciosa niña de nueve años llamada Nayibe, abordó el vapor repleto de gente. Era 1925. De la mano de su madre, Jamile, *y* acompañada por el conocido humo del cigarrillo de su *cité*[1] Mercedes, entraron a este misterioso y desconocido mundo flotante.

Cientos de familias empujaban y se deslizaban por entre los corredores estrechos del gran barco buscando acomodarse en los improvisados camarotes. Llevaban lo que buenamente habían podido cargar e inmediatamente, sin que el vapor hubiera zarpado, empezó el agitado cambalache: olivos e higos por cigarrillos y textiles. Por

---

[1] Término libanés para decir abuela.

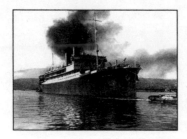

equivocación los pasajeros habían recibido pasaportes turcos, entregados por el gobierno que los había echado al mar, y todos juntos, este inmenso éxodo de "turcos", –como los llamarían incorrecta e indiscriminadamente en la nueva patria–, emprendieron el viaje hacia un lejano país llamado Colombia. Atrás quedaron sus fincas, sus casas, los parientes y los sueños inconclusos. Pero en el horizonte se vislumbraba un nuevo amanecer. Muy pocos, casi ninguno, hablaba español. Sonidos melodiosos de francés y árabe, llenaban los pasillos del barco, mientras las mujeres descubrían las cocinas para preparar *kibbees*[2] y *taboulies*[3] para la recién formada familia extensa.

Como muchas otras mujeres, que habían quedado viudas en la guerra por la independencia y la creación del Líbano en 1920, mi abuela Nayibe, su madre Jamile y mi bisabuela Mercedes huían de la violencia. Ambas, Jamile y Mercedes, perdieron sus maridos en la guerra. Vieron cómo uno a uno fueron cayendo los hombres de la familia

---

[2] Una especialidad de la comida libanesa, pastel de carne y trigo relleno de carne molida.
[3] Plato libanés que se sirve como ensalada.

30

por cuenta de las balas o de las enfermedades producto de la guerra. La persecución religiosa estaba en la cima y esta familia matriarcal no estaba dispuesta a que el nuevo conflicto le arrebatara más vidas. Habían presenciado suficientes horrores. Así que haciendo gala de su espíritu de negociantes, vendieron buena parte de sus haberes y envolvieron el dinero en un pañuelo blanco que por el resto de sus días, Mercedes y Jamile guardarían debajo del sostén, incluso mientras dormían. Empacaron lo poco que les quedaba en un precioso baúl de madera y cuero, quedándose sólo con una cama de cobre y plata, joyas, comida, un armario y algunos artículos de casa. Mercedes se había desenvuelto en los negocios y había podido armar un buen capital con la venta de una tierra y de su almacén de textiles. Contaban con el dinero suficiente para subsistir durante el viaje, pero le rogaban a Dios alcanzar a salvar algunos centavos para el despegue económico en Colombia. Las mujeres habían tomado los hilos de su destino y fracasar no estaba dentro de sus opciones.

La larga travesía resultaba una proeza difícil de emprender para cualquier mujer, incluso en la actualidad. Me imagino la infinidad de sentimientos que se les cruzaron: tristeza por abandonar sus referencias conocidas y excitación por la novedad del nuevo mundo. Nuestra herencia familiar no es sólo la enfermedad, el espíritu invencible de estas tres mujeres ha pasado de generación en generación y nos ha llegado a algunos. Mi actitud independiente, por ejemplo, proviene de ellas. Recuerdo como una experiencia profundamente edificante, escuchar a mi madre y a mi tía contar la historia de nuestras valerosas y aventureras antepasadas.

Hasta donde sabemos, mi familia ha estado guiada por mujeres. Mujeres que aprendieron a vivir bajo amenaza y riesgo, hasta encontrar la forma de adaptarse a las más infernales situaciones. Y es así como en medio de la búsqueda de mi propia identidad, me he detenido a indagar mis orígenes para comprender mejor mi lugar en el mundo y la manera como decidir sobre mi complicado destino. Agradezco pertenecer a una cultura en la que respetar la historia familiar ha sido sagrado. No así en Estados Unidos, pero para mí, las mujeres de mi familia nos fijaron el derrotero a seguir, navegando en el pasado. Mercedes y Jamile fueron la síntesis del liderazgo femenino y la independencia, y marcaron un paso vigoroso para que los demás continuaran.

El viaje resultó duro para Nayibe, Jamile y Mercedes. Mares escabrosos y un clima inclemente fueron la constante de cada día, pero enfrentar dificultades era una asunto conocido para estas tres mujeres. No hubo espacio para quejas o preocupaciones. Las mujeres mayores del barco no escatimaban tiempo para conversar y cuando caía la noche y el barco se oscurecía abundaban las historias sobre la patria lejana, los familiares ausentes y las razones de la partida. No faltaba la rueda de la fortuna; volteaban las tazas de café y leían el futuro a través de los dibujos que quedaban en el sedimento del café; quebraban también huevos en recipientes de agua y con las figuras que formaban deducían confabulaciones futuras. Una alquimia mágica con la que mi madre me entretendría muchos años después, siendo ahora yo la que termina rompiéndole huevos a mis ahijados, buscando descifrarles también su suerte.

Mientras la monotonía del viaje por el mar se apoderaba de estos noveles peregrinos, la joven Nayibe soñaba. ¿Cómo sería el nuevo hogar? ¿Cómo se vestirían las niñas allí? Todas iban seguras de que el trabajo con tesón era el único pasaporte seguro y el camino de la felicidad. Pero cada mañana, con el primer rayo de sol, la ensoñación se detenía abruptamente, cuando Mercedes procedía a entregarle a Nayibe una larga lista de tareas por cumplir en una rutina que se repetía cada día, hasta que llegó el día esperado, una mañana espectacular, nueve semanas después de haber iniciado el viaje.

3

FINALMENTE, EL BARCO ARRIBÓ AL PUERTO y las tres mujeres, junto a cientos de otros pasajeros, pisaron tierra en Buenaventura, un puerto sobre el Océano Pacífico en Colombia, localizado al sur del Canal de Panamá cuya construcción había concluido nueve años atrás.

Armadas de viejas tradiciones y con la mirada endurecida por la guerra, las tres mujeres eran fáciles de distinguir. Mercedes guardaba luto cerrado por la muerte de su esposo, de negro desde su ropa interior hasta las medias de seda, el vestido y los zapatos estilo bailarina de ballet. Un atuendo que reflejaba no sólo antiguas costumbres sino el estado de su corazón, que contrastaba con sus ojos azules y un pelo claro recogido en una trenza larga. Los oficiales de inmigración procesaron su documentación y las tres mujeres salieron de inmediato para Cali, la ciudad que hasta el día de hoy es el hogar do mi familia.

❧ ❧ ❧

El éxodo masivo de libaneses comenzó en 1880 y duró, aproximadamente, hasta 1930. Muchos libaneses cristianos fueron engañados en los puertos de salida del Imperio Otomano y sólo al momento de desembarcar se percataban del cambio de puerto. Muchos que habían adquirido el tiquete del barco para viajar a Colombia donde los esperaban familiares o amigos, terminaban en el Brasil o en algún extraño lugar llamado Nueva York. Pero para quienes habían llegado sin sobresaltos a su destino en Colombia, allí les esperaban años de forasteros hasta que su tenacidad y empeño diera frutos tanto para ellos como para el país. Muchos, a su llegada, cambiaron su nombres, bien por gusto o por error de los oficiales de inmigración al momento de registrar palabras desconocidas, difíciles de pronunciar. El apellido de mi familia permaneció intacto –Garib– y la tradición de colocar también el nombre en árabe continúo conmigo. Soraya, según el dialecto, significa constelación de estrellas. O más poético aún, una luz en la noche.

La presencia de los refugiados de guerra disparó el comercio y la industria en el país, considerado la democracia más antigua de América Latina. Los nuevos miembros de la sociedad estimularon la compra-venta de textiles, las casas de cambio, las oficinas contables, los restaurantes, las panaderías, las confecciones, la ganadería y la agricultura. Se le atribuye incluso a un inmigrante sirio-libanés el arribo del primer automóvil a Colombia en 1912.

En cuanto a mi familia, desde el momento en que tocó tierra, estas mujeres le hicieron un voto de confianza a sus capacidades. Mercedes y Jamile sacaban cosas de la nada. Mientras algunos de sus compañeros de viaje se sentían apenas capaces de sobrevivir, ellas, con un innato espíritu emprendedor pusieron su mirada en el mañana, dispuestas a enrutarse por el mejor camino posible. Invirtieron en la nueva vida todo cuanto salvaron de la larga travesía. Y lo invirtieron bien.

Mercedes fue criada como toda una comerciante. Fumaba un cigarrillo tras otro y aunque de escasas palabras, hablaba rápido. Prudente con el dinero, prudente con las palabras... prudente frente a los cambios. Aprendió rápido el español, pero se negó a hablarlo, hasta cuando murió a los 102 años.

Jamile, mi bisabuela, hija de Mercedes, era fuerte y decidida. Siempre recursiva, hizo contactos con otros inmigrantes en Colom-

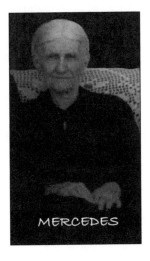

MERCEDES

bia y armó un negocio potencial desde antes de llegar al país. Había conocido un mayorista de calzado y textiles y estaba preparada, si el capital se lo permitía, a montar un primer almacén con este material. Sin abandonar sus raíces libanesas, pronto y sin perder el marcado acento árabe, comenzó a comunicarse en el idioma de su nueva tierra.

Mientras iniciaban su aventura, los ojos frescos de Nayibe se maravillaban con la exuberante belleza verde que la rodeaba. Sus temores a lo desconocido se disiparon cuando descubrió que la gente se vestía distinto pero al final no resultaba tan extrañas. (Como quien imagina a Estados Unidos lleno de *cowboys*, Nayibe esperaba encontrarse a Colombia poblada de indios.) El melodioso sonido del idioma le resultaba familiar, porque en su tierra natal muchos hablaban francés, una lengua también romance como el español. A Nayibe la arrasaban sus ganas de vivir y estaba en el camino a convertirse en aquella mujer de la que tanto escucharía hablar en las historias narradas por mi madre.

Tan pronto como llegaron a Cali, Jamile matriculó a Nayibe en el colegio para que empezara a aprender español. En pocos días, ambas se defendían con el idioma. Con el dinero que Mercedes traía abrieron un almacén en Cali, similar a la que tenían en el Líbano. Jamile manejaba el negocio y Mercedes, la economía del hogar. El dinero les alcanzó incluso para adquirir vivienda propia en un buen barrio de Cali. Apoyadas en la intuición, fueron aprendiendo lecciones que mi madre me repetiría sin descanso:

"No hay espacio para el fracaso, si en el intento se ha sido correcto y serio".

"Incluso si no alcanzas tu meta, sólo se fracasa cuando no se intenta", sentenciaba. "Intentándolo simplemente, has logrado lo más importante de todo".

Mi abuela Nayibe continuó con sus estudios pero únicamente completó los primeros años de bachillerato porque debió retirarse para trabajar de tiempo completo en el negocio de la familia. Florecía como una elegante y hermosa jovencita, fuerte y segura de sí misma. Siempre bien vestida, se movía con cierto aire de vanidad, con su sonrisa a flor de labios. Muy buena conversadora, concluida la jornada, disfrutaba de los amigos discutiendo los temas del día, tanto banales como trascendentales.

La vida en Colombia les había sido generosa. Su casa se convertía de cuando en cuando en un una especie de hogar de paso para nuevos inmigrantes libaneses. Mercedes, Jamile y Nayibe los acogían, les ayudaban a instalarse hasta que los recién llegados partían eternamente agradecidos con estas interesantes y complejas anfitrionas. La caridad les corría por las venas a la par que el sentido capitalista de la vida.

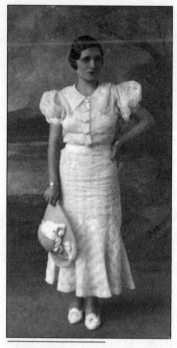

Nayibe, a los 18 años.

Fue en el almacén donde mi abuela Nayibe conoció a su futuro esposo, mi abuelo Álvaro, quien vendía mercancía a domicilio. Su madre Jamile tenía una particular debilidad por los hombres apuestos –ser buen mozo equivalía a buen partido para su hija–. Álvaro cumplía con el requisito. Bien puesto, amable y caballeroso, rápidamente se coló no sólo en el corazón de Nayibe, sino que consiguió la aprobación tanto de su futura suegra como de Mercedes, la matriarca de la familia.

Sin embargo no todo era tan bueno como se veía. Álvaro podía ser un buen hombre con un corazón de oro pero negado para los negocios. Una vez casado, las mujeres le abrieron el negocio e intervino de tal forma que en un año las tenía arruinadas. Sus debilidades eran innegables. Por un lado, le gustaba beber y por otro, fiaba mercancía a quien se quejara de no tener con qué pagarla, una práctica que no se ajustaba a la rigidez con que habían manejado sus cosas, la familia política. Para ellos estaba claro, que

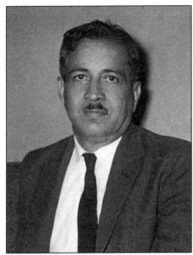
El abuelo Álvaro joven.

una cosa es la caridad y otra, el negocio. Por encima de todo Álvaro era un gran generoso y además ¡divertido, divertido, divertido!

Se le ocurrían cosas como sentarse a chapucear en la pequeña piscina de inflar de los niños, dejándoles un espacio mínimo; hacía reventar de la risa a todos con las gracias que hacía con un pollo de caucho, un pequeño *ukulele* y un

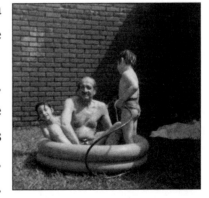

bigote de Harpo Marx. Tenía una encantadora manera de entrarte al corazón.

Después de su muerte, supimos que Álvaro le había ayudado a muchos indigentes de Cali. Discreto, sin decirle nada a nadie,

41

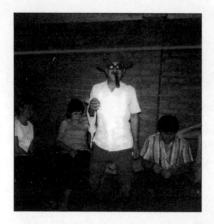había ayudado a que ni-
ños se calzaran y a que el
alimento no faltara en la
mesa de muchas familias
pobres. Pero a pesar de
haberlas dejado limpias,
las mujeres de la casa
nunca le pidieron que se
fuera. El dinero no regía
sobre el amor, ni siquiera entre aquellas mujeres que llevaban los centavos muy cerca al corazón. Mi impresión
es que lo aceptaban con sus defectos. Al final, Álvaro
probó con creces la intensidad de su amor, por encima
de cualquier duda.

Jamile y Nayibe encontraron, y con esto equilibraban
las cargas, los medios para abrir otro frente de trabajo.
Cosían vestidos simples y elaboraban muñecas de trapo
que vendían en pesos[4] o las cambiaban por frutas y ali-
mentos.

Aunque el ojo alegre de Álvaro hizo difícil el matrimonio desde un principio, tuvieron siete hijos, cinco niñas y
dos niños. Mi tía América fue la mayor y mi mamá la del
medio. Álvaro y Nayibe tardaron siete años después del
nacimiento de mi madre, antes de tener los últimos hijos,

---

[4] Moneda oficial de Colombia.

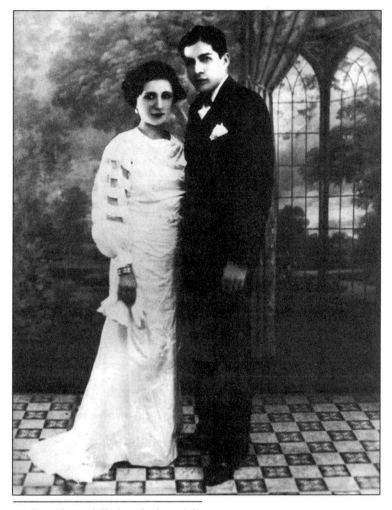

Nayibe y Alvaro el día de su boda en Cali.

formándose un grupo de tres chiquitos que los mayores ayudaron a criar.

Mientras crecía la nueva generación, la familia lucha-ba económicamente. Álvaro raras veces estaba en casa, permanecía afuera haciendo pequeños negocios o enfren-

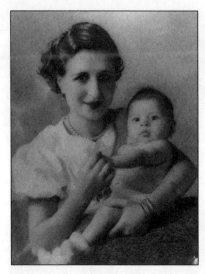

Nayibe a la edad de 20 años con su primer, hija América, en 1936.

tándose a sus propios demonios. La casa volvía entonces a ser un universo de mujeres. Mercedes aprovechaba las muñecas de trapo para abrumar a sus bisnietos con fantasías en el patio de la cocina. Nayibe se convirtió en la mujer fuerte del hogar y la responsabilidad de sus siete hijos le arrebató algo de su frescura. Aunque conservaba normas estrictas, a medida que los niños fueron creciendo la casa se fue convirtiendo en un salón de fiestas. Siendo cinco las mujeres, prefería tener a los pretendientes a la vista y evitar que las niñas salieran, así fuera acompañadas por las infaltables chaperonas. Los fines de semana nunca faltaba música, bebida y comida, aunque suministrada por la visita.

Los muchachos aprendieron a ganarse el cariño de la familia, con trucos como el de guardarse un dulce en el

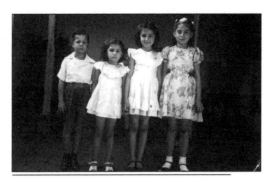

Farid, Yamila, Stella y América en Cali, en 1945.

bolsillo del saco, que se dejaban robar de Mercedes, quien se lo llevaba directo a su estómago. De vez en cuando, alguno alquilaba un mini bus en el que se acomodaban los que cupieran, incluido Gregorio, mi padre, para disfrutar de un día de campo en el río. Nayibe hacía las veces de chaperona aunque en realidad disfrutaba del paseo y de la camaradería tanto como los muchachos.

Ahora cuando miro hacia atrás y pienso en ese ambiente de la casa de infancia de mi madre, entiendo de dónde provienen muchos rasgos de su personalidad. Junto trozos de vida de esas mujeres y descubro que tanto la capacidad para exigirse en el trabajo como el sentido altruista, son una constante que ha acompañado a la familia de generación en generación. Sobraba el afecto por la gente en una casa de puertas abiertas, con comida en abundancia donde, así las arcas no estuvieran siempre llenas, las anfitrionas se las ingeniaban para hacer sentir a todos bienvenidos. Con los años, a pesar de que

LA FAMILIA

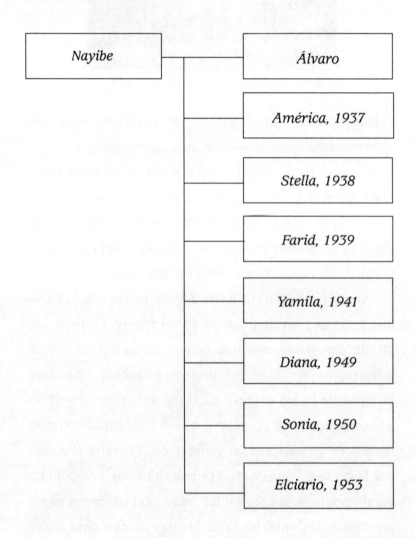

mi naturaleza estudiosa me llevó tal vez a tener unas casas un poco más silenciosas, yo también entendí que la combinación de trabajo duro y generosidad aseguran una buena fórmula de éxito.

Entonces, a la edad de cuarenta y un años, cuando su hija mayor, América, tenía diecinueve y su hijo menor, sólo cuatro, la madre de mi madre, mi abuela Nayibe, se sintió de repente, terriblemente enferma. Era 1957.

4

En Cali había sólo un médico que atendía a mujeres que detectaran masas en sus pechos[5]. Aunque éste le comunicó en su consultorio a Nayibe, a Álvaro y a su hija mayor, que la abuela tenía cáncer, esa palabra nunca se volvió a mencionar en la casa. Para todos los efectos, Nayibe sufría de "tumores"; sin discusión. Y ella se recuperaría. No podía ser de otra manera y también habría de mortificarla o llorar delante de ella. La tradición del cáncer comienza

---

[5] La máquina para realizar mamografías fue sólo inventada a mediados de 1960. No existían los medios para detectar tumores prematuramente ni en Estados Unidos ni en Colombia, pero como dijo Soraya alguna vez "no era como ahora, que hasta los vendedores de carros, recuerdan por televisión que las mujeres debemos hacernos la mamografía". Por esta razón las mujeres con cáncer en el seno no tenían conciencia de su situación hasta que la enfermedad se hubiera expandido, presentando otras dolencias y síntomas. Esto fue lo que le ocurrió a Nayibe. (Nota del editor).

aquí. Pero también la del silencio, que se apoderó de la familia.

Nuestra familia no era especialmente privada. Pero las mismas cosas que la avergonzaban y que hundían a mi familia en el silencio, son las que han disparado el número de mujeres hispanas que mueren de cáncer de seno, mucho mayor que las anglosajonas. En mi vida, me he propuesto romper ese silencio y derrotar las barreras culturales que persisten y son enormes. Mujeres atemorizadas de ser diagnosticadas; mujeres asustadas de ser abandonadas por sus esposos si pierden sus senos; mujeres seguras de que Dios puede solucionarles el problema; mujeres convencidas de que el mal se irá si se le deja tranquilo. Hombres impidiendo que otro hombre, así sea un médico, le examine los senos a su mujer o a sus hijas. Mujeres decididas a no interponer el cuidado de sí mismas al de la familia; mujeres convencidas de que curarse es imposible, que inevitablemente morirán y entonces, ¿para qué actuar? La comunidad latina padece un silencio acusador por las connotaciones religiosas, sexuales, de privacidad y maternidad que ven en el cáncer de seno. La ignorancia es la que nos mantiene a tantas mujeres atrapadas por el miedo y el rechazo.

Como muchas mujeres latinas incluso de hoy en día, mi abuela descubrió la enfermedad demasiado tarde y el doctor en Cali no podía ofrecerle muchas esperanzas ni opciones. Con la ayuda de su hija mayor América, mi tía, quien trabajaba en una oficina contable, reunió el dinero que se requería para viajar a Bogotá, la capital del país. Buscaron ayuda en el Instituto Nacional de Cancerología, el único lugar de Colombia donde se trataba a mujeres que presentaban tumores.

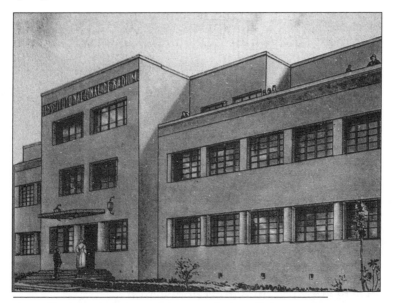

Ilustración del Instituto Nacional de Cancerología recién inaugurado.

Rápidamente operaron a mi abuela y le practicaron una horrible y radical mastectomía que le quitó su seno izquierdo. Aunque este procedimiento quirúrgico ha mejorado con el tiempo, la evolución no ha sido tan rápida como para evitar que millones de mujeres padecieran grotescas amputaciones y deformaciones del cuerpo. Tristemente a la abuela Nayibe nunca la pusieron en antecedentes sobre el procedimiento. Sólo al despertarse de la anestesia pudo percatarse de que había perdido su seno. Posterior a la cirugía y con las heridas sin sanar, recibió una tanda de radiaciones tan bestial que le quemó la piel, sin que eso fuera motivo para detener el ciclo programado. Esto también ha cambiado, doy fe de que los tratamientos cada vez son más seguros, rápidos y efectivos. Desafortunadamente, no hubo en ese momento quién cuestionara al equipo médico, ni quién le pidiera explicaciones sobre la cirugía y las posibles consecuencias de la radiación. A los abuelos se les presentó como la única ruta a seguir y ellos se limitaron a cumplir la orden médica. Así funcionaban las cosas en ese momento.

La abuela Nayibe nunca aceptó la mutilación de su cuerpo. No existían los grupos de apoyo, ni las terapias, nadie con quién dialogar, nadie con quién compararse. Ella estaba completamente sola. Pero ni su enfermedad ni este atroz tratamiento la doblegaron.

Después del trauma, Álvaro y Nayibe regresaron a casa. Ella ya no era la misma mujer que había partido y se encontraba física y espiritualmente menguada. Sin embargo, se sobrepuso al dolor físico para sonreír y saludar a los niños con alegría. Pero el poder de su férrea voluntad no pudo contener el cáncer que avanzaba silencioso y le tomaba ventaja a su cuerpo. Muy pronto,

Nayibe seguiría cayendo en el abismo, atrapada por las garras del monstruo.

El decaimiento no le transformó su rostro garboso. Sorprendentemente, todos los días se maquillaba y peinaba su hermosa cabellera gris. Puede parecer como una frivolidad, pero siendo yo, una mujer con cáncer de seno, quiero decir que la entiendo. Es una manera de no verse uno tan mal como se siente. A veces, mostrar una fachada fuerte, contribuye a fortalecer lo que se resquebraja por dentro. Armó también una prótesis de tela con la que rellenaba su sostén. Trataba de que la vida siguiera su curso, pero diecisiete meses después del viaje a Bogotá, cayó en cama. La enfermedad finalmente se llevaba la fortaleza de su voluntad física.

Durante el día su madre Jamile la cuidaba y durante la noche, Stella, otra de mis tías la acompañaba. América y Stella, la segunda de las hijas, se hicieron cargo de la economía doméstica porque Álvaro seguía dando muestras de su ineptitud para ganar dinero.

Las constantes visitas de los pretendientes a las más jóvenes de la familia, especialmente los fines de semana, cambiaron su ritmo, quedando reducidas a un pequeño grupo de amigos que además, sabían que no podían subir al segundo piso donde reposaba Nayibe. Éste estaba reservado exclusivamente para la familia y su acceso condicio-

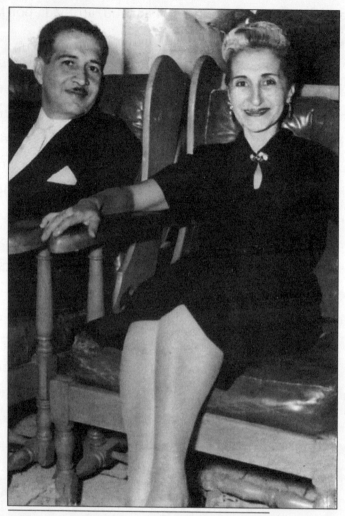

Nayibe, con su esposo Álvaro, un año antes de su muerte.

nado a una regla tácita que prohibía comentar lo que allí sucediera, más allá del círculo cerrado del hogar.

El cáncer continuó propagándose por el cuerpo de la abuela. Álvaro, Jamile, Mercedes y los hijos mayores se

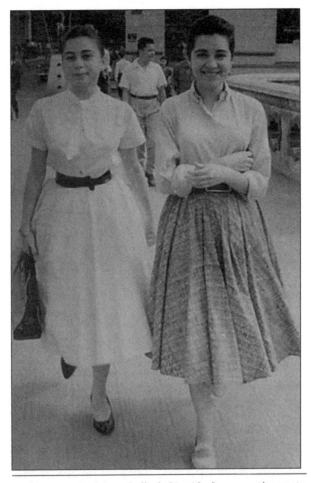

Las hermanas América y Stella de 21 y 19 años respectivamente.

desesperaron aún más cuando entendieron que la ciencia no podía ofrecerle ninguna alternativa. Aunque las deudas crecían y estaban lejos de recuperar la estabilidad porque Nayibe era el alma financiera de la familia, estaban dispuestos a hacer hasta lo imposible por brindarle alguna esperanza y oportunidad de mejorar.

55

Finalmente, Álvaro, con un dolor que le partía el corazón, abordó a su suegra Jamile, para discutir la posibilidad de evitarle tanto sufrimiento a Nayibe. Ella aceptó suministrarle una dosis constante de morfina, que la mayoría de las veces, debía ser adquirida en el mercado negro. En ese entonces, no se hablaba del cuidado paliativo y el uso de niveles elevados de morfina en los enfermos terminales era ilegal. A pesar de esto, todo el mundo quería ayudar. Los amigos de Álvaro llegaban con dosis de morfina escondida en los bolsillos de los vestidos.

El 29 de junio de 1959, a menos de dos años de la primera visita al médico, Nayibe murió mientras dormía, a la edad de cuarenta y tres años. Dejaba siete hijos, el menor con apenas seis años de edad. Así Álvaro hubiera tenido largas ausencias, así no hubiera sido el mejor proveedor de la familia, al final la profundidad de su amor quedó sellada. Nunca se recuperó de esta pérdida y Jamile, a partir de ese momento, jamás abandonó el luto. La muerte de su hija la arrojó a una vida llena de pesadumbre.

La hija mayor de Nayibe, mi tía América, tenía veintiún años, Yamila, mi madre, dieciséis. La muerte de la abuela la afectó profundamente. Tuvo que retirarse de inmediato del colegio para ayudar a criar a sus dos hermanas menores y a su hermanito pequeño. Con los años entendí que uno nunca se recupera de ver a una madre consumirse por el cáncer y aunque el dolor intenso se asienta, éste siempre está presente e inconscientemente se cuela en muchas de las decisiones que se toman en la vida.

Cuando escuché esta historia de los labios de mamá, hace muchos años, y ahora que mis tías me la recuerdan, un detalle me ha quedado sonando. Todas coinciden en que mientras el cuerpo y la mente de Nayibe estuvieron conectados, ella nunca se quejó de dolor ni pidió compasión ni consideración por su situación. Indudablemente sufría. Soportó inimaginables dolores. Pero como tantas mujeres de la familia, lo hizo tras el velo de unos ojos llenos de esperanza. Y vivió y murió fiel al significado de su nombre en árabe: Nayibe, noble y elegante.

El dolor es una realidad con la que he tenido que lidiar por años. Tengo la certeza de que he heredado ese rasgo que me permite manejar el sufrimiento por encima del umbral de la mayoría de la gente. Como lo aprendí de la abuela y como leerán ustedes en la historia de mi tía América y la de mi madre, todas hemos encontrado una manera de fortalecer nuestra mente a medida que nuestro cuerpo se debilita. No hay martirio en eso. Pienso que es algo que tiene que ver con una mutación psicológica de las señales nerviosas que van al cerebro y que nosotras desarrollamos un poder mental que nos permite eliminarlas. Trabajamos sobre ellas, las apartamos de nosotras, rezamos para conseguir la fuerza necesaria para enfrentarlas sin perder lo único con lo que contamos: la esperanza.

Aunque la abuela Nayibe sabía que era en vano, luchó con valentía contra el cáncer que penetraba cada una de sus células. Ella asumió su realidad tan pronto la tuvo clara. Aceptó su mortalidad y la dejó llegar. Mis tías creen que como mujer hizo las paces con la muerte, aunque a mí siempre me inquietó cómo había logrado reconciliarse con la idea de dejar a sus siete hijos. Más adelante, mi madre resolvería esta pregunta por mí.

5

En Colombia, como en tantos otros países latinoamericanos, a veces el potencial de una persona se juega al nacer. Si se viene de una familia prominente, de apellidos, son grandes las posibilidades que se tienen para acceder a buenos colegios, concluir una carrera exitosa y, claro, de casarse bien. En los años sesenta la idea de trabajar para mejorar el destino seguía siendo un concepto vago. Si mis padres se hubieran quedado en Colombia, dudo que yo hubiera podido convertirme en la persona que soy hoy. Soy un ejemplo del Sueño Americano y por más que aprecie mis raíces colombianas y me esfuerce por vivir dentro de la bi-culturalidad, la mentalidad que me fue inculcada de que todo es posible y de que no existen los límites, es un valor que le debo claramente al haber vivido en Estados Unidos.

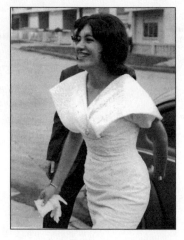

El nombre de mi madre, Yamila, es una versión colombiana del nombre de mi abuela Jamile, en persa, que ella quiso después cambiar simbólicamente a uno más americano, Jaime. Yamila creció muy unida a sus padres, sus seis hermanos, su abuela y su bisabuela. Perder a su madre la maduró prematuramente y la acercó especialmente a sus hermanas mayores Stella y América.

Mientras mi madre nació en una familia acomodada que había superado dificultades económicas, mi padre Gregorio era hijo de una mujer que llegó a Cali, después de caminar cientos de kilómetros desde su pequeño pueblo natal. Nunca conoció a su padre y cuando cumplió los seis años tuvo que dejar la escuela para trabajar. En contraste con ella que vivió rodeada de su familia, Gregorio se distanció de su madre y hermano y creció prácticamente solo. Sus capacidades intelectuales, afortunadamente, le sirvieron para superarse.

Ver hasta dónde ha llegado es digno de respeto. Con unos años iniciales tan difíciles y unas expectativas tan bajas, haber logrado llevar a su familia tan lejos es, de hecho, muy estimulante. Pero el lazo que nos une a los

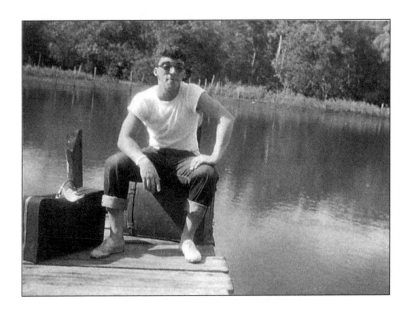

dos es distinto. Por la manera como creció, lleno de carencias, papá nunca aprendió a relacionarse con su familia
a través de la charla y la ternura. Su forma de expresar
su afecto es con gestos silenciosos, pero al final siempre
queda una barrera que impide una aproximación física,
cariñosa, como lo hacíamos con mamá. Mi música fue la
que nos acercó. Tenía yo cinco años, cuando en una ve-
lada familiar papá vio cómo se me iban los ojos detrás de
uno de mis tíos que tocaba la guitarra y no dudó en salir
a comprarme una. En silencio, como sabía hacerlo, pero
con fe, siempre apoyó mi sueño de convertirme en artista.
Aunque me encantaría, inútilmente, que se pareciera en
algo a mamá, he aprendido a aceptarlo y a entender que
la gente es como es y no se puede cambiar. Cada uno a

su manera. Y así son las cosas. Pero en la medida en que he conocido sus orígenes, la prematura separación de su madre y de sus hermanos, el camino recorrido hasta conseguir limpiamente y con determinación sencillos pero decentes empleos, lograr el sueño de poder hacer su vida en otras tierras, he aprendido a entenderlo mejor y a aceptar las limitaciones de nuestra relación.

Mis padres se casaron en 1960, menos de dos años después de la muerte de la abuela Nayibe. Mi madre tenía dieciocho años. Durante su compromiso mi padre le hizo

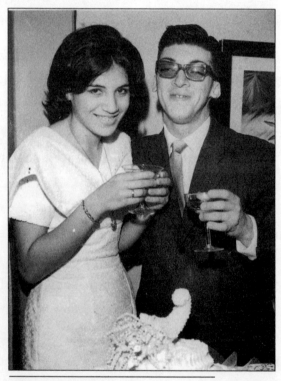

Yamila y Gregorio el día de su boda en 1960.

saber sus deseos de dejar Colombia. Estaba convencido de que forjaría un mejor futuro para él y su familia, que apenas nacía, en otras tierras. Mi madre alguna vez me confesó sus dudas frente al plan de vida, pero finalmente dejó la decisión en sus manos.

Siete años después la joven Yamila se encontraba en un húmedo y frío invierno blanco, en un lugar llamado New Jersey, en Estados Unidos de América. Siguiéndole los pasos a su madre, había hecho el éxodo desde su tierra natal en busca de una vida mejor. Con una diferencia, que su familia había quedado atrás para apoyarla. Muchas veces decía que dejar a sus hermanos le había costado mucho, pero decidirse a hacerlo fue una muestra del profundo amor que sentía por mi padre.

Ya en Estados Unidos, se encontró con una vida completamente distinta. Para pagar el arriendo de un pequeño apartamento, completar la comida del día y responder por las necesidades básicas de su joven familia, papá debía cumplir con dos o incluso con tres trabajos al mismo tiempo.

Eran finales de los años sesenta y en ese entonces la comunidad hispana en el norte de New Jersey aún se mantenía pequeña. Acostumbrada a vivir rodeada de su familia, el aislamiento golpeó duramente a mi madre. Pero poco a poco fue conociendo gente y empezó a adaptarse al idioma. En el apartamento de abajo vivía una familia ecuatoriana y los vecinos del lado fueron sus primeros amigos norteamericanos. El choque cultural la sacudió y afectó profundamente. Pasarían muchos años antes de que mi madre lograra desplegar las alas de su personalidad, truncada por la pérdida de su madre y la llegada a una tierra extraña.

Nací en New Jersey en 1969, pero cuando estaba aún en pañales, mis padres decidieron regresar a Colombia. Mamá quería compartir ese momento de su vida con sus hermanas y nos quedamos en Cali hasta mi primer año de *kindergarden*. Mi madre, quizás fue un poco sobreprotectora, pero el equipo familiar funcionaba a la maravilla y yo era simplemente la niñita.

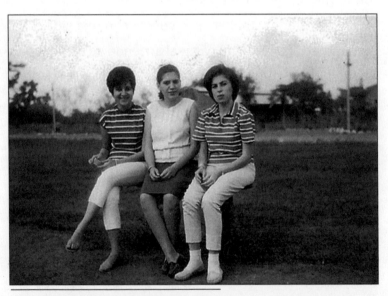

Las hermanas Stella, Yamila y América, 1961.

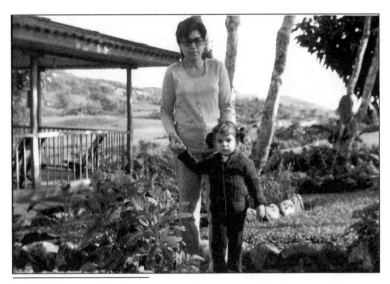

Vacaciones de verano en Cali.

Mis primeros recuerdos respiran amor y alegría. Mis tías, tíos y primos siempre rondando cerca de la gran familia. Tenía un claro sentido de pertenencia. Así que la banda sonora de mi juventud fue música hecha en casa, de carcajadas estridentes, modulada con los sabores de la comida y los lazos de sangre que compartíamos.

Pronto mi padre escuchó nuevamente el llamado y una vez más empacamos maletas con rumbo a Estados Unidos. Esta vez New Jersey se convertiría en nuestro hogar por mucho tiempo. La actitud del regreso fue distinta, dispuestos a adaptarse completamente a la vida americana para que las cosas salieran mejor. Trabajaron para perfeccionar el inglés, estudiaron historia del país y con nuevos ojos, estrenando ropa, se hicieron ciudadanos americanos.

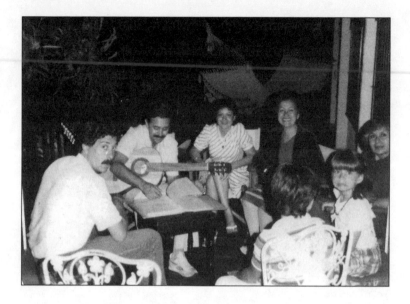

Estábamos listos para continuar, pero el contraste con la vida que habíamos dejado atrás sería fuerte.

Durante mi infancia ambos trabajaron muy duro. Compartíamos con mi padre los domingos, porque en la semana buscaba la manera de extender la jornada para reforzar su ingreso. Y con todo, el dinero apenas alcanzaba. Afortunadamente, mamá, una mujer muy creativa, cuando nos quedábamos cortos para comprar ropa, me cosía los vestidos con retazos que conseguía en las rebajas o en los puntos de fábrica. En el mercado del barrio, mis padres se colocaban a un lado de la caja registradora, calculaban exactamente cuánto podían comprar según el valor de los cupones y si era el caso devolvían a los estantes los víveres que no podían llevar. No había excedentes para vacaciones pero descubrieron una forma económica de pasar el día en la playa o en los museos que nos permitían enriquecer nuestras vidas y olvidar nuestras carencias. Mamá se las arreglaba para disipar mi aburrimiento, igual como lo hacía su abuela Mercedes con los nietos, inventándose juegos; nos sentábamos, por ejemplo, frente a frente, a ver quién lograba hacer reír primero a quién o protagonizábamos personajes de cuentos inventados mientras ella cumplía con los deberes de la casa.

Nunca tuvimos lujos extras ni comodidades mayores, pero sí amor por montones. Las comidas sucedían en familia, acompañadas de risas y de lecturas de las cartas entre mamá y sus hermanas que iban y venían de Colombia. Le fascinaba, como a su madre Nayibe, estar con gente en la casa. De puerta abierta, no había acontecimiento que pasara sin celebración. Armaba piñatas caseras, horneaba deliciosos *cakes* de cumpleaños y decoraba las fiestas con adornos hechos por ella misma. Por más apretadas que estuvieran las finanzas caseras, mamá sabía hacer sentir a la gente a gusto, compensando la estrechez con su carisma y cariño.

Lograba hacer que todo funcionara. Ponía tanto empeño en que el ambiente fuera positivo, que nada resultaba forzado. Me ayudaba a vestir todos los días y luego batallaba con mi cabello que en las noches soltaba y lavaba y

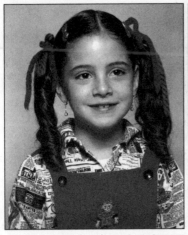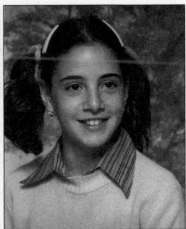

Dos momentos: Soraya de 6 y 8 años.

por las mañanas me lo peinaba en colas de caballo con moñitos. Para mi vida social adolescente esto era un desastre, porque nunca me dejó peinarme de otro manera hasta no llegar al bachillerato.

Ahora que miro hacia atrás, me pregunto: ¿cómo lo lograban?, ¿cómo salir adelante en medio de tanta lucha? Me imagino sus preocupaciones a puerta cerrada. Cada dólar que gano hoy lo recibo con respeto. Me resulta imposible ostentar. Me limitó a gastar lo que tengo. Soy tan consciente de lo que significa no tener seguridad económica que no quiero repetir aquellos días. Sólo hace un par de años que concluí la casa de mis sueños y cada vez que atravieso la puerta de entrada le doy gracias a mis padres. Es hermosa, pero su belleza no es producto de un capricho sino de una cuidadosa planeación, de las manos especiales de los artesanos que la construyeron y el aprecio que siento por la naturaleza y mis raíces colombianas. Todo lo que mi madre me enseñó acerca del trabajo duro, caridad, generosidad, prudencia y humildad están puestos en este lugar donde consigo darle rienda suelta a mis sueños, donde puedo cerrar los ojos cada noche con la tranquilidad de saber que he llegado hasta aquí, sin hacerle daño a nadie y, espero, haciendo mucho bien en el camino. También le agradezco a papá por haberse arriesgado por su familia, lo que arriesgó por su familia. Por habernos empujado lejos, me mostró que había que alargar el paso para llegar lejos y conseguir algo mayor para sí mismos y para quienes nos rodean. La tenacidad con la que consiguió nivelar sus estudios y obtener un diploma mientras trabajaba. Finalmente puedo decir que el ladrillo y la mezcla de la que están hechos mis triunfos son producto del sudor y el sacrificio de mis padres.

Mi infancia austera me instigó a ganar bien y a ahorrar con cuidado, pero son los valores de mi formación los que no me han dejado confundir ni perder el foco de lo que realmente importa. Si los costos económicos del cuidado de mi salud superaran mis recursos, no tendría problema en dejarlo todo y regresar al diminuto apartamento de New Jersey. Las condiciones materiales pueden cambiar, pero mi esencia siempre seguirá igual.

❦❦❦

Cuando ingresé a la primaria mamá comenzó a realizar trabajos manuales. Al principio pegaba encajes en una fábrica de ropa interior para completar el acabado final de las prendas. Trabajos como éstos jamás los habría desempeñado en Colombia, donde el estatus social pesa mucho y para ella habría significado "bajar de nivel", como dicen allá, pero mamá dejó a un lado su orgullo para ayudarle a la familia. A lo largo de la vida, he valorado mucho esta lección. Pude haber terminado siendo un músico muerto de hambre, por ejemplo, cobrando tarifas mínimas y a la espera del cheque de las regalías de mis canciones. Pero la mezcla del esfuerzo de mi madre, el temple de las mujeres que me antecedieron y la sangre libanesa confabuló en mi favor y me dio buen olfato para conseguir buenas oportunidades laborales. En vez de rechazar patrocinios que consideraba una inadecuada comercialización de mi arte, escogí acceder al mundo empresarial americano apoyando productos de calidad en los que creía, a cambio de recibir recursos para divulgar mi mensaje a las mujeres sobre la importancia de estar alerta al cáncer de seno y a la detención temprana.

La fábrica de ropa interior quedaba justo al cruzar la calle donde vivíamos. Mamá trabajó allí por unos cuantos años y cultivó unas bonitas amistades. Cada día era más sociable, a mí me encantaba cuando invitaba a sus compañeras después del turno del trabajo. Se sentaban en la cocina a tomar café, comían algo ligero y conversaban. Yo revoloteaba por ahí esperando que me pidieran alguna canción. Y repetía la rutina; al principio tímida y después emocionada traía mi guitarra. También me involucré en actividades extracurriculares como fútbol y música, que le liberaban tiempo a mamá, mientras me iba haciendo mayor.

Aunque, como su madre y su abuela, logró adaptarse hasta cierto punto al ambiente de su nueva patria, algunas costumbres le resultaban simplemente imposibles de modificar. En mi lonchera no cabía el típico sándwich americano de mantequilla de maní y mermelada y siempre tuve que explicar el color amarillo de mi arroz y mostrarle las arepas[6] colombianas y las empanadas[7] a cuanto curioso aparecía. Tanto en el lenguaje y la comida, como en los días de fiesta tradicionales, mi madre se empeñaba en mantener las costumbres que la ligaban a su cultura árabe y a la colombiana. El Año Nuevo siempre fue una diversión. Comíamos las tradicionales uvas, tirábamos el vaso de vino por la ventana y correteábamos llenos de maletas vacías alrededor de la casa, para que el año nuevo nos trajera muchos viajes; mi mamá se prestaba a

---

[6] Tortilla de maíz.
[7] Pastelillo de harina de maíz lleno de carne.

todos los juegos (creo que lo hacía para entretenernos), rompía el huevo en el agua y nos leía el futuro. Un fin de semana preparaba *kibes* y *tabouli* y el siguiente sancocho de gallina.

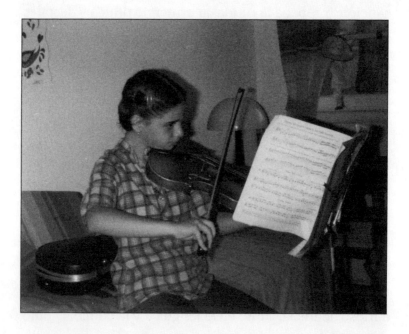

De niña, fui un tanto solitaria. Era una excelente alumna, muy disciplinada y sin una gramo de rebeldía. Llegaba del colegio directo a hacer las tareas y luego pasaba horas enteras con mi violín; tocaba guitarra y cantaba. Pocas veces invitaba amigos, pues prefería ensayar mi música y estar con mi mamá. Era terriblemente apegada a ella. Desde entonces algo me impulsaba a no detenerme hasta no completar la tarea, a nunca darme por vencida y a estar convencida de que no había meta inalcanzable.

Mi mamá disfrutaba oyéndome ensayar en aquel apartamentico de Bergenfield en New Jersey, y con frecuencia me pedía que tocara en la cocina mientras ella preparaba la cena o en la sala mientras planchaba las camisas de papá. Estos fueron momentos muy importantes para mí. Ambos apoyaban mi talento y mis aspiraciones musicales, pero fueron estos conciertos privados los que me impulsaron a practicar hora tras hora, día tras día.

Mi madre amaba la música, a pesar de no tener oído ni para seguir una tonada silbando, daba lástima escucharla cantar. A escondidas le pedía a mi padre que me enseñara canciones colombianas para sorprenderla en las serenatas con melodías de su tierra. Mucho de quien soy hoy, nació en esas tardes. Ella me enseñó a no temer intentar; a ir en contra de la corriente si mis convicciones así me lo planteaban; me llenó de seguridad personal y me fortaleció una autoestima basada en valores y no en parámetros externos o en opiniones ajenas.

Aprendí mucho de mi madre. Como a las mujeres de la familia, el sentido de la caridad también le corría por la sangre. Por más estrechez que hubiera siempre había un puesto de más en la mesa. Vivíamos en espacios pequeños, pero siempre de puertas abiertas. Cuando salíamos a hacer alguna vuelta, la vi muchas veces regalarle a algún necesitado lo poco que llevaba en su billetera. Solíamos regresar a casa sin el encargo y sin el dinero. Me enseñó

73

que si alguien realmente lo necesita, hay que desprenderse y darlo porque si uno vive de esa manera nunca pasará trabajo. Alguien te recompensará, porque así es finalmente el equilibrio que tiene la vida. Y en efecto, cuando las cosas se complicaban, siempre alguien aparecía para ayudarnos, la suerte se volteaba y resurgíamos. Sin duda, le heredé ese sentido innato del karma.

Justo antes de empezar el bachillerato, nos mudamos a Point Pleasant, otro pueblo de New Jersey. La situación en Bergenfield, nuestro barrio, se había vuelto áspera y las cosas en el colegio se me habían vuelto muy difíciles. No había querido comentarles nada, hasta que un día mamá me sorprendió subiendo sin aliento las escaleras del apartamento. No tardó mucho en percatarse de que me había convertido en el blanco de las burlas de mis compañeros. Aunque vestía ropa limpia, ésta estaba pasada de moda; seguía con las mismas colitas de caballo (aún estando en secundaria), llevaba siempre el violín conmigo, me sentaba siempre en la primera fila de la clase, hacía trabajo extra y sí, me había convertido en la mascota de la profesora. Afortunadamente, tenía una buena amiga, Tanya, una verdadera atleta, quien me enseñó a correr velozmente y a superar con mi carrera, incluso con el violín y mi maleta llena de libros al hombro, a los niños que disfrutaban persiguiéndome en manada.

Cuando mis padres descubrieron la situación, se les colmó la copa. Evidentemente el vecindario había cambiado y ellos se sentían incómodos de permanecer allí, pero el problema era de dinero. ¿A dónde iríamos y cómo financiaríamos un cambio? Supieron, a través de un conocido de un amigo nuestro, de un predio para la venta en otra área que tenía un precio razonable. Aunque teníamos cómo cancelar las mensualidades, no había dinero suficiente para pagar la cuota inicial. A la tía América le iba bien en sus negocios, vino a visitarnos y nos facilitó el dinero. Después de quince años, mis padres conseguían dar un gran paso hacia el Sueño Americano: adquirir casa propia.

Mamá consiguió trabajo en este pueblito. Trabajaba como camarera en un pequeño hotel cerca de la casa. La proximidad al trabajo importaba mucho porque le permitía conservar su independencia y movilizarse por su cuenta, ya que nunca aprendió a conducir. El trabajo era duro. Llegaba agotada, con dolor en la espalda y en las rodillas de tanto agacharse y levantar objetos pesados; sus manos se maltrataban con los detergentes y artículos de higiene. Para entonces yo avanzaba en mi bachillerato y mamá tenía puesta su confianza en mí. Ella se quejaba del desaseo de muchos huéspedes y la escasa propina que le dejaban al departamento de limpieza. Desde entonces, cada vez que viajo me esmero por saludar al personal de aseo, agradezco la pulcritud de mi habitación y cuando hago mi registro de salida, siempre recuerdo dejar una propina. La mayoría de la gente ni se percata de la presencia de las camareras, quienes para mí nunca volverían a pasar inadvertidas. En sus ojos veo a mi madre y pienso siempre en la familia que hay detrás de cada una de ellas y que depende de ese salario. Pienso en los sueños ocultos que estas mujeres aplazaron para afrontar las necesidades inmediatas.

Mi mamá también cuidó niños y realizó oficios varios. Al final, estos empleos no sólo le dieron una mano a las finanzas del hogar, sino que también la ayudaron a definir su identidad más allá del rol de esposa y madre. Disponía libremente de su dinero y además tenía la oportunidad de relacionarse con gente distinta y así formar un círculo de amistades que hiciera las veces de familia sustituta.

Su inglés había mejorado tanto que se desenvolvía con facilidad y había recuperado la extroversión y simpatía de sus años de juventud. Mis tías venían a visitarnos de vez en cuando y pudimos, al menos un puñado de veces, con tiquetes con tarifas especiales o créditos que conseguía papá, viajar mamá y yo a pasar las vacaciones de verano con la familia en Cali.

Ya en bachillerato, me di cuenta de que no bastaba ser una excelente estudiante sino que debía superar los

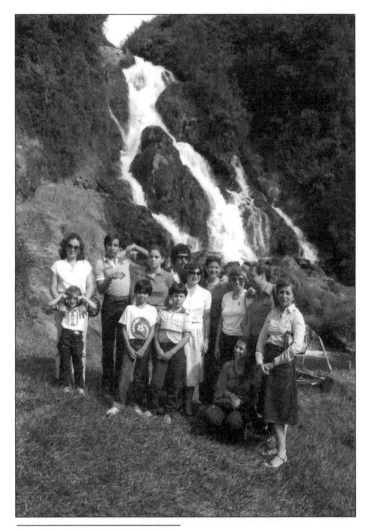

Vacaciones de verano en Colombia.

promedios. Tenía claro que mis padres no podrían asumir el costo de mis estudios universitarios y no pensaba
darme por vencida, ni tampoco terminar ahorcada con
una deuda millonaria en dólares por cuenta de un crédito

estudiantil. Desde el primer año busqué la asesoría de un consejero que me diera orientación profesional y financiera. Cuando llegó el día de la graduación, fui escogida para leer el discurso en nombre de mis compañeros, había sido presidente del concejo estudiantil, miembro de la sociedad nacional de honor, capitán de campo del equipo de hockey, miembro del coro del condado, en fin, hice lo que estuvo a mi alcance para sobresalir; adelanté materias y apliqué a todas las becas posibles. Quería una educación de primer nivel, responder a tanto sacrificio familiar y no iba a permitir que nada se atravesara en mi camino.

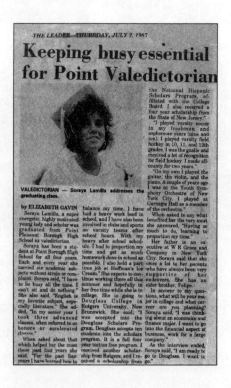

THE LEADER—THURSDAY, JULY 2, 1987

Keeping busy essential for Point Valedictorian

VALEDICTORIAN — Soraya Lamilla addresses the graduating class.

by ELIZABETH GAVIN

Soraya Lamilla, a super energetic, highly motivated young lady and scholar was graduated from Point Pleasant Borough High School as valedictorian.

Soraya has been a student at Point Borough High School for all four years. Each and every year she carried six academic subjects without strain or complaint. Soraya said, "I have to be busy all the time. I can't sit and do nothing." She also said, "English is my favorite subject, especially literature." She added, "In my senior year I took three advanced classes, often referred to as honors or accelerated classes."

When asked about that which helped her the most these past years she said, "For the past four years I have learned how to balance my time. I have had a heavy work load in school, and I have also been involved in clubs and sports on varsity teams after school hours. With my heavy after school schedule I had to proportion my time and get as much homework done in school as possible. I also held a part time job at Hoffman's Ice Cream." She expects to continue working there all this summer and hopefully in her free time while she is in college. She is going to Douglass College in Rutgers University, New Brunswick. She said, "I was accepted into the Douglass Scholars Program. Douglass accepts ten students into the scholars program. It is a full four year tuition free program. I received another scholarship from Rutgers; and I received a scholarship from the National Hispanic Scholars Program, affiliated with the College Board. I also received a four year scholarship from the State of New Jersey."

"I played varsity soccer in my freshman and sophomore years (nine and ten). I played varsity field hockey in 10, 11, and 12th grades. I was the goalie and received a lot of recognition for field hockey. I made all-county for two years."

"On my own I played the guitar, the violin, and the piano. A couple of years ago I was in the Youth Symphony Orchestra of New York City. I played at Carnegie Hall as a member of the orchestra."

When asked to say what benefited her the very most she answered, "Having so much to do, learning to proportion my time."

Her father is an executive at W R Grace and Company in New York City. Soraya said that she owes a lot to her parents who have always been very supportive of her endeavors. She has an older brother, Felipe.

In answer to my questions, what will be your major in college and what career are you planning? Soraya said, "I was thinking about an economics and finance major. I want to go into the financial aspect of business, work for a large company."

As the interview ended, Soraya said, "I am ready to go to Douglass. I want to go."

En el mismo año en que salía para el college mi madre discutió con su médico la necesidad de realizarse unos exámenes. Insistía en que le debían repetir una mamografía porque sentía que algo en su cuerpo no andaba bien. Finalmente se la repitieron y en un frío consultorio médico recibió los resultados. Ese día, la vida tal como la conocíamos entonces, cambió para siempre.

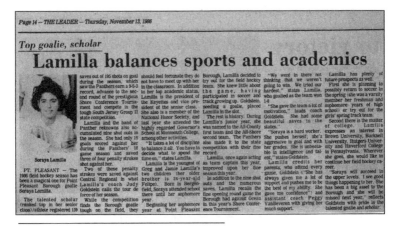

Publicación en los diarios sobre sus logros.

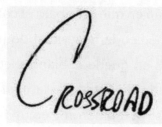rossroad

Jamie said: My body's tired, I've got to get some rest
I've been pacing around for hours
trying to understand this fate
Step by step and around I go in and out of my memories
A flashback here, a vision there, I never quite felt so free
Strange how some moments have just faded
Strange how some feelings just aren't there
And I'm standing at the crossroads of this world
That waits for me

It lures me with caresses, like a feather on my cheek
Soothing me to sleep
And all the restlessness that consumed me
has disappeared
And all my yearnings to fight
it have gone with my last tear
I throw my life into the hands of a force I cannot see
I pull away from what I know and unite with what I believe in

Strange how some moments have just faded
Strange how some feelings just aren't there
And I'm standing at the crossroads of this world
that waits for me
It lures me with caresses like a feather on my cheek
Soothing me to sleep
Though I've loved you all I know
I've earned my turn To think of me and only me

Here's to all we've known to the cross that we have born
Something is coming to set me free ...
I'm standing at the crossroads of this world
that waits for me it lures me with caresses
like a feather on my cheek soothing me to sleep.

Soraya escribió esta canción cuando su madre estaba enferma y después fue incluída en su segundo álbum "Wall of Smiles" / Torre de Marfil.
© Copyright Soraya, Yami Music Publishing, Inc/(BMI).

El Cruce

Jamie dijo estoy cansada y ya no puedo más
He luchado con mi destino y no lo puedo conquistar
Poco a poco mis pensamientos empiezan a cambiar
Una visión aquí un sonido allá
Debe ser la eternidad

Es extraño como el pasado se olvida
Tan extraño que ya no me siento igual

Me veo en el cruce
Hacia el mundo que me espera
Con caricias y hechizos
Me empieza a seducir tentándome a partir

La ansiedad que me dominaba se rindió
Y lágrima por lágrima se vació mi frustación
Me lanzo al azar y contra todo lo que sé
La realidad se esfuma y me entrego a mi fe

Es extraño como el pasado se olvida
Tan extraño que ya no me siento igual

Me veo en el cruce
Hacia el mundo que me espera
Con caricias y hechizos

Aunque aún los quiero,
Ha llegado la hora de dedicarme sólo a mí
Un brindis al pasado
La cruz que hemos cargado
Pero esta luz brilla hacia mí
Me veo en el cruce

Hacia el mundo que me espera
Con caricias y hechizos

Versión en español de la canción "Crossroad".

6

Estudié en Douglass College en la Universidad de Rutgers.
No lo hubiera logrado de la forma en que lo hice, sin la
generosidad de muchas personas y organizaciones. Tuve
el privilegio de poder entrar a la institución que escogí
y concluí el cuarto año de mis estudios universitarios
con un saldo a favor de U$2.000 dólares. Douglass es un
prestigioso *college* femenino con un *campus* bucólico y un
fascinante programa de humanidades. Me ofrecieron una
beca completa y preferí vivir allí, aunque la universidad
quedaba sólo a una hora de distancia de la casa. Poco
sabía en ese momento que los recorridos por la Autopista
Garden State serían mi salvación durante los siguientes
cuatro años.

"Es un tumor grande en el seno izquierdo con aparente actividad en los nódulos linfáticos debajo del brazo", así comenzó la conversación con el nuevo oncólogo de mi madre.

Había viajado desde la universidad para acompañarla a la cita. En el chequeo, el médico de la familia le había detectado una masa y le ordenó una mamografía cuyos resultados reclamaban la intervención de un oncólogo. En un tiempo extremadamente corto, mamá tuvo que asimilar que perdería su seno izquierdo y que sería sometida a un fuerte ciclo de quimioterapia. Era el año 1987, tenía cuarenta y seis años, cinco años más que su madre cuando enfrentó el mismo diagnóstico.

Permaneció sentada, sin expresión alguna y muda en el consultorio del médico. Fue como recibir un fuerte golpe en el estómago y ambas quedamos sin aire. Tan fuerte que era mi madre, tan vital. Años atrás le habían encontrado un cáncer de tiroides, que fue controlado y desde entonces, a lo sumo, le daban gripas. Pero aquí estábamos juntas escuchando la más absurda y aterradora de las revelaciones, en boca de un hombre que acabábamos de conocer. Como ella, yo a duras penas podía musitar palabra. La vi palidecer, así que le pedí al doctor que nos dejara digerir la información; lo llamaríamos luego para resolver las dudas.

Cuando abandonamos el consultorio apenas si podíamos mirarnos a los ojos, ella se ensimismó de tal manera que por un momento pensé que nunca rompería su silencio. Ya en el carro con las puertas y las ventanas cerradas, sólo atinó a decir. "Tu padre" y se soltó en sollozos.

"Saldremos adelante, mami. No te preocupes. Vas a derrotar esta vaina", intentaba animarla mientras me tragaba mis propias lágrimas llenas de miedo y confusión.

Me contó después cómo la habían atropellado un millón de pensamientos, hasta silenciarle la voz. La imagen recurrente de su madre Nayibe, enfrentada al dolor y a la derrota final. Mamá nunca se había topado con una sola sobreviviente de cáncer de seno, así que para ella este mal equivalía a sufrimiento y a muerte. Había acompañado con dedicación a su madre en el lecho de enferma y conocía el poder devastador de la enfermedad no sólo en el cuerpo del paciente sino el aturdimiento que le producía a quienes lo rodeaban.

Por primera vez la vi comportarse de una manera distinta. Se veía frágil y confundida. Mi rol en nuestra relación también había cambiado. Sus brazos siempre me habían protegido pero ahora yo debía crecer, y rápido, pero por más veloz que lo hiciera, no sería suficiente. Ella siempre se guardaba lo que sentía... no lo expresaba, al menos a mí. Pero algo en su interior simplemente se apagó. A mis dieciocho años, me devanaba por encontrar qué decir o qué hacer pero me quedaba corta. Sabía que me necesitaba pero no lograba descifrar sus sentimientos ni los caminos para ayudarla. Yo tampoco conocía ninguna sobreviviente de cáncer ni tenía a quién buscar para pedir orientación. Sólo sabía de la atroz experiencia de mi madre junto a la abuela Nayibe. Yo apenas era una adolescente que empezaba a vivir sola, intentando realizar lo que todos hacemos cuando estrenamos libertad. Quería desentenderme, pero mi conciencia no me lo permitía. Me debatía entre comportarme como una hija buena y el impulso natural a pensar sólo en mí. A esa edad, era incapaz de comprender la nueva dinámica que había adquirido la relación de mis padres, la lucha interna de ella con su propia identidad, con su fe, con la vida.

Dividía mi tiempo entre el *college* y la casa. Soy consciente de que he podido dar más, pero sólo más tarde la vida me enseñó ciertas destrezas que habrían sido útiles. Quince y veinte años después, cuando experimenté en mi propio cuerpo modificaciones similares a las de mamá, empecé a entender lo sola y aislada que debió sentirse.

Después del *shock* inicial de su diagnóstico, presencié un cambio increíble en su interior. Una transformación notoria que tocaba el fondo de su alma. Un fin de semana de regreso a casa, me recibió convertida en un ser que vislumbraba el camino con toda la fuerza para recorrerlo. Llena de palabras positivas, con sus ojos brillantes y una postura firme y orgullosa, describía su realidad. Algo en su interior había hecho clic y estaba ahora lista para luchar. Soraya la animó a investigar sobre su enfermedad para comprenderla mejor y se convenció de que Dios la había colocado en Estados Unidos para darle la oportunidad de sanar, porque su cura iba de la mano de la ayuda que los médicos de este país pudieran brindarle. Había llorado suficiente, ahora era el momento de tomar control.

Lo que siguió fue complicado. La mastectomía de su seno izquierdo y muchos ciclos de quimioterapia. En 1987 no se contaba aún con suficientes medicamentos para combatir los efectos secundarios de la quimio y el protocolo de los tratamientos era limitado. Afortunadamente, el avance ha sido grande. Tristemente mamá sufrió muchísimo. El remedio para evitar la náusea fue inútil, así que todo el tiempo estaba indispuesta. Lloró la caída de su pelo y se sintió morir. Pero el malestar cedió. Poco a poco recuperó su cabello y el organismo logró eliminar los residuos de la quimioterapia.

Mi recuerdo más doloroso es ayudándola a bañar después de la mastectomía. Yo nunca había visto algo parecido, así que me esforcé para no reaccionar frente a su pecho cóncavo y herido. Mamá apenas se enfrentaba por primera vez a su cuerpo sin vendajes. Nuevamente, pensó en mi padre. La vestí, nos sentamos en su cama y conversamos.

"No me siento como una mujer" murmuró callada-mente. "No me siento como una mujer". Sin palabras para aplacarle el miedo y las inseguridades, no pude hacer nada distinto a abrazarla con dulzura.

A pesar de todo el dolor físico y los quebrantos emo-cionales, ella resurgía con más fuerza, después de cada crisis. Su comportamiento fue mi referencia años más tarde. Superado este episodio, mamá decidió que quería comer mejor. Encontró un lugar para realizar ejercicios de autoayuda, meditar y alimentarse a base de productos orgánicos. Empezó a leer vorazmente y se acogió a la idea de que cada quien debe sacar el mejor provecho de aquello con que cuenta. Compró un cuadro de madera con una oración bastante conocida: "Dios, dame la serenidad para aceptar las cosas que no puedo cambiar; el valor para cambiar lo que puedo y la sabiduría para reconocer la diferencia". Lo leía a diario en voz alta y yo lo conservo colgado en mi casa, como un testamento del poder de las palabras.

Como ocurrió con su madre, la abuela Nayibe, no bastó el cúmulo de pensamientos positivos ni las buenas inten-ciones para evitar que su cuerpo se desmoronara, preso por las garras de la enfermedad. Aterraba ver el cáncer avanzar. Tan horrible como los efectos de los tratamientos disponibles y la impotencia frente a sus enormes limitaciones curativas. Pero era alentador y la admiración por ella crecía al verla aceptar paso a paso su realidad.

Tenía hinchados ambos brazos. Padecía linfadema, como consecuencia de la mastectomía y la remoción de los nódulos linfáticos de sus axilas. El sistema linfático, encargado de purificar y drenar el cuerpo había quedado deteriorado y cualquier trauma, como una quemadura o infección, podía obstruirlo, haciendolo hinchar. Sus dos brazos padecían esta condición, aunque moderada pero dolorosa. Tristemente ahora sé lo que se siente. Es como si las extremidades le pertenecieran a un muerto. A este punto de la enfermedad ya le había sido extirpado su otro seno. Hoy en día, existen masajes para aliviar la producción de fluido, fajas y vendajes especiales ayudan a amainar esta dificultad y tratado a tiempo puede ser reversible. A finales de los ochenta, el manejo de esta dolencia no era una prioridad médica.

La opción de una cirugía reconstructiva nunca le pasó por su mente. De hecho, cada minuto de vida lo empleaba en luchar contra el mal y nunca tuvo resuello entre tratamiento y tratamiento. Las cicatrices de la cirugía se convirtieron en el símbolo de su coraje. Recuerdo vivamente el último viaje que hizo a Colombia a visitar a sus hermanos, cuando se desabrochó su blusa y mostró su pecho herido y quemado. Sin tapujo alguno, no quiso siquiera empacar su sostén de relleno. Qué diferencia con aquel día, meses atrás, cuando la ayudé a bañarse. Me inquietaba saber cuánto de verdad había en su actitud y qué tanto de apariencia. Sabía de sus noches llenas de lágrimas antes de dormirse, sus sentimientos son pedazos de un rompecabezas que apenas ahora empiezo a encajar. Verla procesar el trauma de sus cicatrices y asumir su feminidad de otra manera, me ha ayudado a encontrarme conmigo misma, cuando yo también pensaba que mi esencia de mujer me había sido amputada.

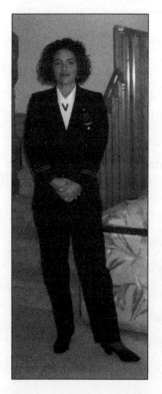

En medio del dolor, las cirugías, las quimioterapias constantes, la radiación y todos los efectos secundarios del tratamiento, mi madre encontró su manera de vivir.

La empresa para la cual trabajaba papá se mudó de New York al sur de la Florida y él también fue trasladado. Yo me acababa de graduar del *college* y conseguí un empleo como azafata en una aerolínea con base en Miami. Tenía un grado en literatura inglesa pero mi interés central estaba en ahorrar dinero para grabar mi *demo* y acceder a una compañía disquera importante. Gracias a mi dominio del español me asignaron rutas latinoamericanas, circunstancia que aproveché para escuchar música argentina, chilena y centroamericana. Me trasladé con mis padres a la Florida; Y volaba a New York para cumplir con mis obligaciones laborales, una buena solución para el momento.

Mi tía América nuevamente estaba lista para ayudarnos. Nos facilitó el dinero para la cuota inicial de la nueva casa de los sueños de mamá. Mi padre se había ocupado por mejorar su educación y tenía un cargo de ingeniero en una fábrica de cerámicas. Juicioso con sus finanzas, había terminado de pagarle el primer préstamo a la tía América. Su sueldo no había mejorado sustancialmente porque no era fácil para un ejecutivo hispano ascender en el aún excluyente mundo profesional americano, así que el ingreso familiar seguía siendo modesto. La casa era buena, pero no propiamente una casa de ensueño para los estándares de los norteamericanos; pequeña dentro de un conjunto residencial normal, pero mamá la veía como un verdadero castillo.

Le fascinaba que fuera nueva, podía estrenarla. Le encantaba la cocina. Finalmente contaba con un baño, ducha independiente, tina y sanitario sólo para ella. El conjunto tenía piscina, salón comunal y la biblioteca pública quedaba justo al final de la calle. Mamá podía disfrutar de una terraza con anjeo en la que pasaba horas enteras rodeada de plantas, embebida con el lago artificial y la belleza y variedad de pájaros de la Florida que revolaban por doquier. Decoró la entrada con su colección de campanas y móviles de barro traídos de Colombia que le removían su pasado, cada vez que atravesaba la puerta. Para una familia como la nuestra, acostumbrada a diminutos apartamentos, sin vista distinta a la del parqueadero de enfrente, esta casa era sin duda el Taj Mahal.

Mamá estaba francamente orgullosa. Invitaba al que se encontrara en el vecindario y, como de costumbre, la casa siempre estaba de puertas abiertas. Desafortunadamente cuando nos mudamos a la Florida ya estaba enferma y sólo pudo disfrutar su casa un poco más de un año, todo gracias a la tía América.

Florida fue otro paso en la liberación de mi madre. Una mañana, mientras desayunábamos, me dijo que por fin quería sacar su licencia de conducción. Mi sorpresa fue total.

–¡Maravilloso!, hagámoslo.

–¿Ay, y sí crees que pueda? ¡ Sólo pensarlo me pone nerviosa! –admitió con la emoción de un niño.

Ese mismo día compré un manual para aprender a conducir. Lo estudió de arriba abajo y la convencí de empezar a practicar de inmediato. Íbamos temprano a un parqueadero cerca de la oficina de mi padre, para asegurarme de encontrarlo sin muchos autos alrededor, lo más vacío posible.

Fueron éstos unos de los mejores momentos que compartimos como adultas. Reíamos y reíamos. De mi padre heredé la capacidad para mantener la calma en situaciones de riesgo, una cualidad indispensable a la hora de ocupar el asiento del pasajero, con mamá al volante. Pisaba el acelerador en vez del freno y viceversa y ni hablar de la reversa, ¡era demasiado! Una vez, se nos acercó un policía, nos interrogó convencido de que el conductor estaba borracho; cuando se percató de la situación sonrió y nos pidió precaución y no salirnos del área del parqueadero. Las prácticas continuaron, pero con muy poco progreso. Cada día, durante muchas semanas, recorríamos de un lado el área del parqueadero, hasta que finalmente la convencí de que había llegado la hora de presentar el examen de conducción. Logró aprobar el examen escrito después de dos intentos y se disculpaba diciendo que los nervios le habían jugado una mala pasada.

El desastre llegó con la prueba en el terreno. Yo esperaba sentada en el *lobby*, cuando a los pocos minutos se presentó el examinador pálido y tembloroso. Mi madre lo seguía, con la cara larga y con su temperamento latino un poco agitado. Las cosas habían salido mal. Muy seguramente mi madre se había puesto nerviosa y había hecho exactamente lo contrario a lo que debía. Aparentemente,

93

le habían pedido hacerle un favor a la ciudad de Miami y desistir de manejar. Pero como ella bromearía después, por lo menos lo había intentado y eso estaba bien.

Concluyó su primer año en Miami entre sonrisas y buenos esfuerzos, pero físicamente agotada. Su cuerpo estaba mutilado y gastado. Su mente había empezado a cansarse.

A lo largo de toda su enfermedad mi madre atravesó por una serie de cambios físicos y emocionales. Al principio su fe desfallecía. Sintió rabia con la vida y rabia con Dios. Tuvo momentos de frustración con los doctores, con nosotros y con ella misma. Pero al final se reconcilió con los distintos trozos de su existencia. Afortunadamente, se había preocupado por crecer en medio del caos, pues lo que tenía por delante habría sido para cualquier persona difícil de entender y mucho más, de manejar.

7

Cuestioné mi solidez y fuerza de voluntad cuando fui testigo de la enfermedad de mi madre. Intentaba ser fuerte cuando la acompañaba a sus visitas médicas, pero de regreso a casa me derrumbaba y terminaba encerrada llorando en el baño. Me destruía saber que no podía hacer nada para aliviar su dolor.

Era ella quien me empujaba a seguir. Una manera de reafirmarse en su rol de madre y yo en el de hija. Su ejemplo me levantaba. Una mirada suya, un roce de su mano, bastaban para confirmarme la existencia de Dios y de mi amor por ella.

Luego, fiel a su filosofía con la que defendía que todo en la vida encuentra su equilibrio, el destino falló a su favor y le concedió tiempo para descansar. Sobrevivir al cáncer de seno por cinco años suele ser considerado un notable alcance médico. Por una razón inexplicable, pero hermosa, mamá cumplió su quinto año de remisión, sin tener que someterse a ningún tratamiento. Todos estábamos encantados. Ella feliz, recargada de energías. Compartió su alegría con amigos y lo celebramos.

Pero la enfermedad progresaba silenciosa. Avanzaba inexorablemente al ritmo de un tambor que ella no veía ni podía controlar.

Tan sólo unas semanas después, empezó a sentirse débil. Vomitaba de nuevo, sin quimioterapia de por medio, y no se veía bien. Tenía un color de piel extraño, le dolían los huesos y se asfixiaba, su respiración era cada vez más corta.

Todo sucedió tan rápido. Pasamos del festejo a plantearnos si reiniciar el tratamiento o simplemente dejarla tranquila. En un instante, dejó de ser una sobreviviente de cáncer para convertirse en una enferma terminal.

Pero la luchadora que había en ella, no estaba dispuesta a rendirse. Los doctores le recomendaron darle un respiro a su organismo porque la quimio era demasiado tóxica y su efectividad muy incierta en pacientes como ella. En realidad, no tenían nada más que ofrecerle. Pero ella se negó a aceptarlo.

"Debe haber algo que hacer", los presionaba con su voz cada vez más imperativa. Su reacción, me marcaría para siempre.

"¿Quiénes son ustedes para decirme que me estoy muriendo?... sólo mi Dios... sólo Dios sabe cuándo será mi hora de partir, no ustedes. Usted podrá ser un doctor, pero ante todo es un ser humano. No me arrebate la esperanza".

"Usted es únicamente un hombre", le repetía al médico.

"¿Cómo puede anticiparme cuánto tiempo me queda?".

Estaba furiosa. Pero también aterrada.

Suelo repetir esta anécdota en mis frecuentes charlas públicas a grupos de sobrevivientes y en los congresos médicos a los que me invitan. Nadie, no importa su título o su grado, tiene el conocimiento para predecir cuánto tiempo de vida en este mundo le queda a una persona. Y más importante aún, nadie tiene el derecho, así sus intenciones sean las mejores, de arrebatarle la esperanza a una mujer y quitarle la ilusión de poder recuperarse.

Los doctores se apiadaron de mamá y le iniciaron un nuevo tratamiento. Pero, tal como habían advertido, éste no sirvió para detener el cáncer. No habían programas clínicos experimentales aplicables en su caso y todas las quimioterapias disponibles habían fracasado. Aun así, ella insistía. "No quiero darme por vencida", suplicaba: levantó la cabeza y se aferró a lo único que le quedaba. La esperanza.

Era 1991 y no existían muchos de los tratamientos con los que se cuenta en la actualidad. Su salud se fue deteriorando más y más hasta que finalmente le pedimos no insistir. Su piel había adquirido un color amarillo por la insuficiencia hepática, el cáncer le había alcanzado el páncreas y cada día se veía más débil.

En un pedacito de papel de un bloc amarillo rayado, escribió sus últimos deseos. Escribió que lamentaba tener que dejarnos. Nos pidió que la lleváramos a una residencia especial cuando sus condiciones lo ameritaran. Luego se reconcilió con su destino y se preparó para morir.

Hasta entonces, yo le tenía pavor a la muerte. La pérdida, la separación, el final... todo me parecía aterrador. Las lecciones de mi madre trascendieron su muerte.

Fue un domingo a las 5:30 de la mañana, 21 de agosto de 1992. El cáncer le había tomado ventaja a su organismo. En los últimos días mamá había entrado en coma. Sabíamos que estaba en la recta final y sólo esperábamos que no sufriera. Nos aferrábamos a cualquier remota mejoría hasta que los médicos reconocieron que no tenían nada más que hacer; sus órganos y signos vitales habían empezado a fallar. Entonces decidimos trasladarla a la residencia que ella nos había indicado, sin imaginar lo corta que sería su estadía allí. Cerró los ojos. No le respondía a nada ni a nadie. Papá y yo pasamos todo el día con ella, acompañándola al lado de su cama. Le hablábamos, asegurándonos de que no sintiera ningún dolor. Estaba bajo altas dosis de morfina que recibía por vía intravenosa, pero aún lograba respirar por su cuenta. Su cuerpo estaba allí con nosotros, pero no sabíamos si mamá ya nos había dejado.

Esa noche, cuando nos preparábamos para irnos a casa a descansar un poco, algo me detuvo. Le pedí a papá que esperara un momento y me dirigí a donde la enfermera jefe.

–¿Me puedo quedar a dormir esta noche aquí?

–Claro que sí, querida –me dijo con un leve acento sureño.

–Pero usted sabe que su mami estará en buenas manos. ¿Por qué no acompaña a su padre y reposan un poco? –me insistió.

–Es su primera noche aquí y usted debe conservar energía.

–Está bien. Pero de verdad quiero quedarme. ¿Me podrían organizar un catre auxiliar a su lado?

–No hay problema. Deme un minuto y se lo arreglo.

Salí a buscar a papá que esperaba en el *lobby*.

–Vete a casa, que yo me quedo esta noche aquí. No sé, tengo una corazonada que no me deja irme.

–¿Estás segura? –me preguntó, con los ojos enrojecidos, agotado.

–Sí, me van a acomodar un catre. Voy a estar bien. Si te necesito, te llamo. Te lo prometo.

Apenas se marchó regresé a la habitación de mamá. Me quedé dormida casi a la medianoche. Pero antes, registré un cambio en su respiración, que de un momento a otro se tornaba más fuerte e intensa. Sonaba como si tuviera el pecho congestionado. El cáncer se había propagado por la mayoría de los órganos de su cuerpo, incluyendo los pulmones, así que le atribuí a eso su respiración grave. Me levanté y la revisé. Parecía calmada, así que le di las buenas noches con un beso en la frente, me acosté y cerré los ojos.

A la 5:20 de la mañana me desperté abruptamente como respondiendo a la alarma de un despertador. Pero el cuarto estaba completamente en silencio. De un brinco me levanté y me deslicé en medias hacia la cama de mamá. Me senté en el colchón junto a ella. Su respiración sonaba más fuerte aún y su pecho se movía bruscamente, subía y bajaba. Minutos después, mientras le cogía las manos, sucedió. Estábamos las dos solas en la habitación y sólo se escuchaba el goteo de la bomba del suero y su agitada respiración.

De repente, abrió los ojos.

–Mami, aquí estoy. Aquí estoy mami.

Me miró fijamente y durante unos maravillosos segundos me encontré con la mujer que me trajo a este mundo y no con ese cuerpo adolorido que había soportado tanto. Todo a mi alrededor se evaporó, su cuerpo deteriorado, los aparatos, los recuerdos alegres del pasado y los miedos del futuro. Quedó sólo el contacto de nuestra mirada.

Me quedé sin palabras.

Mamá volteó sus ojos hacia arriba y como si estuviera frente a una cara familiar, el contorno de su boca se suavizó e instantáneamente, la expresión de dolor se transformó en una sonrisa. Incluso el tono amarillo de su piel tomó una apariencia rosada saludable.

Le sonreí. Por un momento creí que estaba saliendo del coma y que escucharía su voz y me hablaría. Este era el milagro por el que tanto había rezado.

Entonces, una lágrima solitaria de su ojo derecho rodó por su mejilla.

Me miró y cerró los ojos de nuevo. La sonrisa permaneció en su rostro. Aunque la bomba del suero continuaba su ritmo, la respiración de mamá había cesado.

¿Qué o a quién había visto? Nunca lo sabré, por supuesto. Lo que sí sé es que algo sucedió que le hizo comprender que le había llegado la hora y que estaba lista para dejarse ir. Quedé con la impresión clara de que mamá había abandonado el sufrimiento para irse a algún lugar seguro y familiar.

Desde ese momento en adelante, dejé de temerle a la muerte. Sabía que mi madre estaba de nuevo plena, y que no estaba sola. Me convencí, una vez más, de que el cuerpo muere, pero el fuego interior nunca se extingue. El tiempo es el regalo, lo demás es prestado y lo único real es lo que llevamos adentro. Tenía la certeza de que mi madre se había reconciliado con ella misma y descansaba en paz.

Y como si necesitara más tranquilidad aún, esa misma noche, ella me hizo saber que todo estaba bien.

Después de esa larga mañana en la residencia, en la que me ocupé de llamar a los parientes y conversar con mi padre, regresé a casa y me di una larga ducha de agua caliente. Como solía hacerlo, de puro maleducada, dejé la ropa sucia tirada en el baño, y rendida me metí a la cama. La puerta estaba abierta y desde mi cama podía ver su interior. A media noche, hacia las tres de la mañana, me despertó la voz de mamá. Pensé que estaba soñando. Pero ella insistió hasta que prácticamente me levantó y de un tirón me sentó en la cama.

Como en automático, sin pensarlo mucho, me disculpé: "¡Ay mamá! más tarde la recojo; cuando llegué estaba muy cansada".

"Tienes que ser ahora más ordenada ¿ok?", me dijo medio en broma.

Ahí estaba delante de mí recogiendo mi ropa del baño. Bella, feliz y saludable, antes de que el cáncer se la llevara a trocitos.

Cuando caminaba hacia ella, medio dormida, la realidad me golpeó. Mi madre ya no era de este mundo terrenal y desde hacía años no lucía de la manera como yo la estaba viendo.

"Sorayita, me encuentro bien ahora", me dijo con la ropa sucia en la mano mientras se dirigía a mi dormitorio.

"No quiero que te preocupes más. Tienes que ser fuerte y cuidarte. Ahí están tus tías. Y por favor, cuida a tu padre".

Por segunda vez en veinticuatro horas, quedé muda. Asentí y escasamente balbucee: "o... o... *ok*", te lo prometo.

Tenía tantas cosas que preguntarle; tantas cosas para comentarle pero no pude hilar dos palabras. Desapareció entonces en el aire, con su sonrisa, rumbo a su alcoba, donde mi padre dormía. Yo no estaba asustada, ni siquiera perpleja... simplemente maravillada.

Cuando miré al baño, solté la carcajada. La ropa ya no estaba donde yo la había dejado sino en el piso de mi cuarto, desde donde ella me había hablado.

8

TODOS NACEMOS CON TALENTOS y cualidades únicas. Dones que aparecen cuando más los necesitamos. Algunas veces se expresan de una manera inconsciente y otras, como en mi caso, se nace con la conciencia de contar con una fuerza innata superior a uno mismo. Para mí fue la música. De niña tomé sólo unas cuantas clases de guitarra. Después de las primeras le dije a papá que podía ahorrarse su dinero porque yo tenía cómo arreglármelas sola. Seguía a los guitarristas en la televisión e imitaba sus posturas manuales. Durante horas escuchaba las grabaciones de mis artistas favoritos y estudiaba la manera como le ponían ritmo a los poemas, el manejo de las cuerdas y la forma en que las melodías salían y entraban del texto de las canciones. No me levantaba hasta no descifrar la clave.

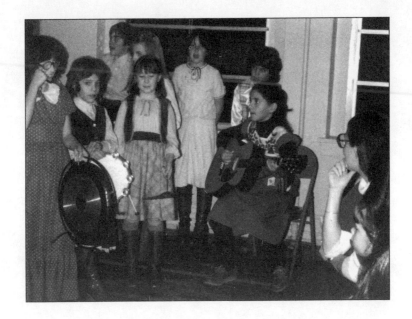

Este fue mi primer paso para convertirme en compositora. Pasé muchas horas de niña haciendo este ejercicio. Y nada me hacía más feliz que cuando las notas irrumpían en mi mente y las veía cobrar vida. Nada me ha hecho sentir tan sintonizada con la vida, ni antes ni ahora. Descubría mi propio lenguaje y a tan corta edad encontré la forma de expresarme íntegramente a través de éste.

En vez de hacer castillos en el aire y soñar con príncipes y aventuras, yo volaba con las notas musicales. Éstas, literalmente, aparecían en mi mente. A veces solas, a veces por tandas, pero siempre en constante movimiento. Es como si tuviera el privilegio de contar con un léxico privado que me permitía adentrarme más y más en mí misma. No sentía la necesidad de interactuar socialmente porque con mi música podía realizarme mucho más que en cualquier relación amistosa o con la mejor historia de un libro. Cuando logré cosechar aquello que veía flotar en mi mente, aterrizarlo en mis manos y dejarlo fluir a través de las cuerdas de mi guitarra y del aire de mis pulmones, descubrí que había topado con mi pedacito de cielo. Le había encontrado el sentido a mi vida. Desde entonces, no ha pasado un solo día, a excepción de aquellos en que la enfermedad me lo impedía, en que no coja mi guitarra, así sea sólo para sostenerla. La sensación de la madera en la palma de mi mano izquierda, la exquisita curva que se asienta perfectamente bajo mi brazo derecho, la vibración de las cuerdas que mi mano derecha puede manipular aun

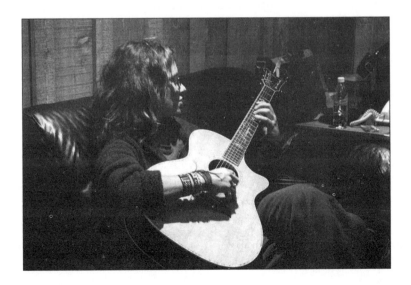

con los ojos cerrados, son una experiencia sensorial que despierta algo especial en lo profundo de mi alma.

Siempre que escucho música, en vivo o grabada, la desgloso. Si es buena, la siento. Siento el aire en la voz del o la cantante y el movimiento de las cuerdas del violín. Me imagino dónde estaba el compositor o la compositora al momento de escribir la pieza. Entro en un estado real de percepciones extra sensoriales. Una nota desafinada me resulta como el rasguño de la tiza en un tablero y, a veces, un verso pobre y mal construido acaba con la canción, logrando así que pocas sílabas frustren el disfrute.

Mucho me han preguntado que cómo escribo mis canciones. La respuesta no es fácil. Yo veo las notas incluso antes de escucharlas. Una a una, seguidas por la armonía. Cuando estaba más joven no les conocía los nombres, sólo sabía su forma. Flotaban como cometas en un día de viento. Luego, cerraba mis ojos y convertía el manojo de versos y coros en mi mente, en composiciones propias. La música y la letra adquirían colores que yo veía mezclar como en una gran paleta. Al principio la música me salía de la mente como un río ligero y turbio. Con frecuencia, yo lo condenaba, cantando y tocando lo que escuchara. Escribía en un papel. Luego pulía las palabras, cambiaba un acorde, modificaba una melodía, hasta que el agua del nuevo caudal se tornara clara y pura.

Es éste el momento de la creación sublime y no se compara con nada que haya sentido antes. Las palabras empiezan a fluir y yo lucho para que mis garabatos le sigan el ritmo veloz a mi imaginación. Mientras toco los acordes en mi guitarra y susurro una melodía, escucho el arreglo de las cuerdas, o los bajos o las notas que interpretarán las coristas. Es demasiado estímulo, pero no hago nada para bloquearlo o disminuirlo. Estoy abierta, soy un medio y trato de mantenerme en este estado todo el tiempo que pueda o hasta que la agitación de mi mente se calme por sí sola.

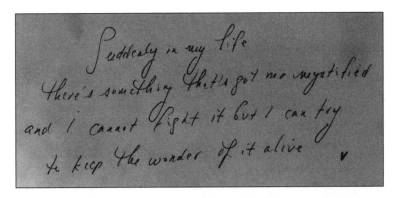

Se siente como un momento único, irrepetible. Escribir música para mí, más que un trabajo, es un privilegio del que soy muy consciente. Haber podido hacerlo a lo largo de la vida, desde la infancia, dio pie para que la meditación y el control mental, fueran el paso lógico a seguir. El mundo interior se convirtió en mi universo y me acostumbré a empresas solitarias. Disfrutaba el silencio, estaba cómoda sola con mis pensamientos. Me preparé durante toda la vida, para mucho de lo que ha significado tener que lidiar con el cáncer.

El silencio no es silencio. Tiene su propia melodía. Para mí, el silencio es la conexión verdadera con el espíritu. Las notas que canto o toco vienen de allí y por lo tanto, son una prolongación de mi alma. El silencio une las partes y me da las claves para descubrir la emoción detrás de cada melodía. Así es como entiendo al compositor y sus intenciones. Cuando canto, no siento aisladamente la lírica de la melodía; me integro a ambas. Me entrego en cada palabra, en cada nota. Hoy puedo cantar de una manera pero si mañana me repitiera, no sería honesta con mi arte. Una canción vive y cambia permanentemente, porque quien la interpreta también está vivo y es capaz de ponerle una vibración distinta a cada presentación.

La música me ha dejado mucho más que cantar o tocar. La música me dio paciencia; son muchas las veces que hay que esperar hasta que aparezca la melodía o la palabra precisa para completar la canción. La música me enseñó a trabajar en equipo; cuando se forma parte de una banda, de una orquesta o un cuarteto, hay que saber ocupar el lugar que le corresponde a cada quien en relación con los demás; saber cuándo sobresalir y cuándo servir de apoyo. La música me mostró el valor de la dedicación; cuanto más se insiste y se repita una melodía, el resultado es siempre mejor. No basta el talento. La práctica, practicar y practicar permite escuchar diferente, logrando captar aquel sonido que se cuela en el silencio que queda entre nota y nota. Poco imaginé cuanta paciencia, trabajo en equipo y dedicación iba a necesitar en mi lucha contra el cáncer.

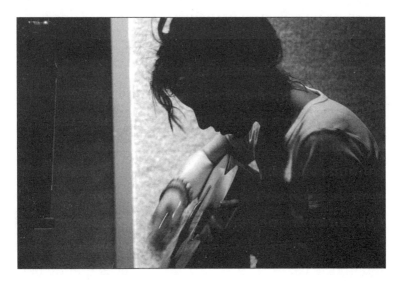

La música no es para mí entretenimiento. Es una bendición. Una línea directa con mi fe. Poder crear algo hermoso de la nada me ha mostrado que soy mucho más que carne y huesos. Ser músico me dio las herramientas que iba a necesitar después en la vida. Soy un simple medio. La música, contrario a lo que se piensa de las estrellas famosas, me ha creado distancia con mi ego. Me ha mostrado que entre mayor sea la sinceridad conmigo misma, entre más abra mi corazón y mi mente, más prolífica y creativa voy a ser. Una sensación, ese *feeling* precioso que consigo, cuando humildemente permito que las vibraciones musicales fluyan y encuentren su propio camino, que reboten en mí sin importar la situación en que me encuentre.

Aunque muchas veces me piden que escriba canciones para un artista en particular o una banda sonora, no lo tengo como un propósito o como una meta. Si no consigo una palabra, una historia, una melodía o incluso un acorde, no me presiono. Sé y confío en que llegará. Con frecuencia es en los momentos más inesperados e inconvenientes cuando la luz se enciende y se despeja el camino hacia la creación. Y pronto estará lista.

Este aspecto de mi carrera también me ha enseñado a aceptar trabajos que verdaderamente me llenen. Sin la inspiración no existe la imaginación y sin imaginación el alma se estanca. Son muchas las veces que he descubierto la fuerza de mis alas a través de una canción. Mis *mantras* en la meditación suelen ser melódicos o a veces simplemente el ritmo de mi respiración. Cuando los problemas me agobian con las complicaciones del día o el peso de los interminables retos de la vida parecen superarme, acudo a estos ángeles y me aferro a sus alas. Incluso en medio de un salón tumultuoso, lleno de ruido, puedo desconectarme de la algarabía y encontrar mi propio espacio lleno de paz y cálidas vibraciones. Mucho de esto me ha permitido tener un sitio al que acudir cuando mi alrededor se derrumba como si se me fuera a caer encima. Puedo refugiarme en este mundo que me ofrece a la vez protección, como una salida para trabajar los más profundos desafíos emocionales.

La música siempre sirvió como lazo de unión entre mis padres y yo. Cuando tenía diez años, papá hizo un trato con Mr. Carroll, un señor mayor, ya retirado, que daba clases de violín. Llegaba del trabajo después de su larga jornada, preparaba algo de comer y cogía el carro para llevarme a las clases. La puerta del salón permanecía abierta y papá se sentaba a escucharnos tocar. Algunas veces no alcanzaba el dinero para pagar el costo de la clase, pero después de escucharme y percatarse de mi dedicación, Mr. Carroll resolvió darme una que otra clase gratis.

Exigente, me ponía unas tareas dificilísimas que me esmeraba en cumplir; practicaba hasta que la piel de mi mandíbula se pelaba y mi huellas dactilares sangraban. Me molestaba diciéndome que si sólo fuera mejor y un poco mayor, me dejaría tocar en su cuarteto. Yo había quedado cautivada con su grupo desde la noche en que

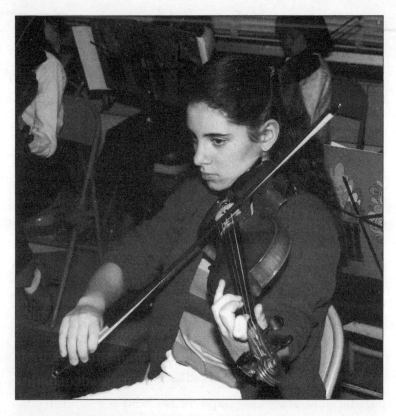

fuimos con papá a escucharlos en una de sus presentaciones. Cuatro músicos profesionales retirados interpre-
tando obras maestras. Me sentí en el paraíso. Aunque
sólo tenía diez años, le pregunté qué debía hacer para
que algún día me invitara a su cuarteto y me respondió
lo esperado: practicar, practicar y ¡practicar!

Y así fue. Una noche me invitó a tocar como segundo violín, en reemplazo de uno de los músicos que no
pudo asistir a la presentación. Mr. Caroll sabía que *Las
cuatro estaciones* de Vivaldi, una de mis piezas favoritas,

formaba parte de mi repertorio, que la había memorizado y estaba lista para tocarla como primer o segundo violín. Sin embargo, ese día llegué extremadamente nerviosa. Por primera vez mi mamá me acompañaba y por tratarse de una ocasión tan especial, mis padres ocuparon un puesto en el salón de ensayo y no en el corredor donde siempre se sentaba papá. Mamá que me hacía peinados para cada ocasión, me tejió una trenza al estilo francés y me compró zapatos para estrenar. Ella se colocó un vestido que adornó con un aderezo de oro libanés y unas esmeraldas colombianas heredadas de su madre. Papá, no se aflojó como de costumbre la corbata y se presentó con traje completo.

La emoción me superaba internamente pero debía mantener la compostura frente al grupo de músicos. Conocía la partitura como la palma de mi mano, así que desde los diez años ya me ordenaba a mi misma mantener la calma y dejarme llevar por la música. Fue espectacular. Al principio, los demás músicos me miraron con escepticismo y con cierta conmiseración. Pero después de tocar la primera estación, todo cambió. Completé la pieza con los ojos cerrados, dejándome guiar por mi pasión, encerrada en ese mundo interior que tanto cuidaba. Cuando concluyó la obra y abrí los ojos, encontré que todos me miraban aterrados. Sin modestia puedo decir que fue una presentación perfecta.

Después de esa noche, Mr. Carroll le sugirió a mis padres que me permitieran realizar una audición para la Orquesta Sinfónica Juvenil de Nueva York. Consideraba que era una buena preparación para el que sería mi paso siguiente: ingresar a la famosa *Julliard´s School of Music.* Practiqué un año o más y con doce años ya tocaba el concierto para violín de Mendelssohn. Y Mr. Carroll sintió que estaba lista.

Una tarde lluviosa de domingo tomamos el tren hacia Manhatan. Cuando caminaba hacia la sala de audiciones, supe que era la concursante más joven. Los músicos parecían profesionales y por un segundo pensé que estaba en el lugar equivocado. Mamá me apretó la mano y me recordó en su atrancado inglés que yo estaba lista y que si no me aceptaban, tanto peor para ellos.

Tomé mi violín, lo afiné, froté el arco con resina, hice memoria de la selección musical y esperé que mencionaran mi nombre. Un par de semanas después, habiendo aprobado con éxito la audición, fui nombrada miembro oficial de la Orquesta Sinfónica Juvenil de Nueva York.

Nos presentamos en muchos recitales pero ninguno pudo opacar el primero en el Carnegie Hall. Tenía doce años, ese día le pedí a mis padres que llegáramos temprano. Ellos convencieron a un hispano, que hacía parte del personal del Carnegie Hall, de que me permitiera subir de una vez al escenario. Nunca olvidaré ese momento, el sonido del piso de madera que crujía mientras yo avanzaba, con mis padres al frente como único público. El lugar aparecía tan grande para alguien tan pequeño, pero aun así me sentía completamente segura, como en casa. La llegada con anticipación me había disipado los nervios y cuando empezó el recital, miré a mi alrededor, respiré profundo, llevé mi instrumento a la barbilla y toqué como nunca antes lo había hecho. Las dudas que pude haber tenido sobre mis condiciones como concertista quedaron completamente despejadas. Había encontrado mi lugar y no me quedaba otra cosa que trabajar duro para merecerlo.

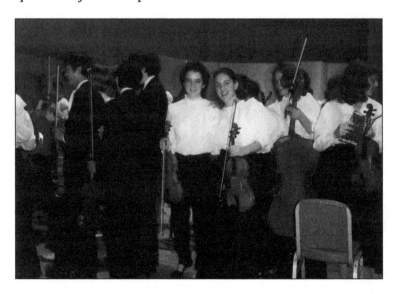

La experiencia del Carnegie Hall me quedó resonando por años. En vez de sentir miedo en ese gran escenario, me fundí en él, y algunos de los momentos más felices de mi vida se derivaron de ese día. Compartir escenario con Sting, sentarme en la sala a improvisar con músicos impresionantes, abrir mis ojos después de cantar una canción y descubrir las expresiones de la gente en la audiencia.

La música ha sido mi esencia desde muy corta edad, pero ya mayor me ha servido de escudo. Como mujer adulta, aún me apego a tantas cosas de esa niña solitaria. Cuando estoy con mi guitarra, en privado o en el escenario, me transporto a mi universo propio. Especialmente antes del diagnóstico, la gente algunas veces me percibía como una persona distante, pero en realidad siempre me he reservado ese pedazo de mi ser que necesita procesar las cosas a su ritmo, sin que pese la opinión de los demás.

Aunque desde la enfermedad he cambiado, en lo fundamental mi naturaleza sigue siendo la misma. Llevo al límite esa terquedad que no me deja rendir ni cuando las dificultades me abruman. Tengo ahora una necesidad mayor de entrar en contacto, a distintos niveles, con gente diversa; siento a menudo la urgencia de expresarme y aprovecho entonces esos foros en los que me puedo comunicar públicamente tanto en el horizonte del negocio de la música como en mi rol de defensora de la causa del cáncer, y lograr así esa conexión que busco con los demás. Pero la verdad, esto es algo también nuevo en mi vida. La parte mía con la que me sintonizo mejor es aquella que le gusta pensar, que disfruta de la soledad, que adora los retos intelectuales y artísticos y que vive convencida de que lo que importa no es llegar sino saber llegar; la manera como se transita el camino. Es esta búsqueda y la tranquilidad que brinda saber lo que se quiere, mi mejor guía en las batallas que he tenido que librar con mi propio cuerpo.

9

PARA EL AÑO 2000, ya había conseguido grabar dos CD en inglés y en español y me preparaba para el lanzamiento internacional del tercero. Los riesgos que había asumido –volar como azafata de United Airlines, en vez de haberme quedado cultivando una formación académica más convencional, cantar en cafeterías, clubs, allí donde me ofrecieran un micrófono–, habían rendido sus frutos. La firma de un contrato mayor de grabación con Universal/PolyGram, saborear el éxito con una de mis canciones en el puesto número uno de las listas y una gira de conciertos en vivo por Estados Unidos, Latinoamérica y Europa, constituían logros importantes en mi carrera artística.

Desde mi debut, en 1996, hasta el año 2000, mi vida había cambiado radicalmente. Me había presentado frente

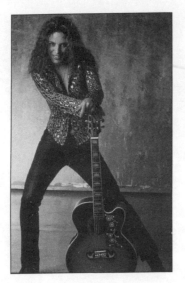

a 75,000 personas y cruzado, encantada, varias veces la frontera con Europa. Había entendido la diferencia ente los *fans* a quienes les llega verdaderamente mi música y aquellos que se pegan al bus y a la gira en plan de seducción y de pedirme matrimonio.

Éste fue un tiempo muy emocionante. Compartir el *manager* de The Police y Sting y poder realizar una gira con él. También toqué con Michael Bolton, Natalie Merchant, Alannis Morisette y otros grandes de la música. Tuve la suerte que la disquera creía francamente en mí y se comprometió a empujarme duro. Me dieron el privilegio de trabajar con productores de leyenda en el mundo inglés como Rod Argent y Peter Van Hook, y lograr que mis videos los produjeran personas como Matt Mahurin, el conocido director de videos de U-2, Metallica, Peter Gabriel y Sting. El resultado fue convertirme en un sello en América Latina y en muchos países europeos, y que la prensa se ocupara permanentemente de mí. Había sido la locura pero también muy divertido, llegando mucho más lejos de lo que mis padres hubieran soñado.

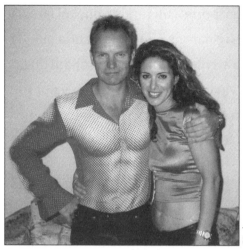

Soraya con Sting.

Una de las cosas más duras que he tenido que enfrentar es no haber podido compartir todo con esto con mi madre. Su ausencia golpea mi mente y palpita fuerte en mi corazón, cada vez que algo espléndido ocurre en mi vida. Yo sé cuánto le habría fascinado mi trabajo. Nunca pudo escuchar mi música en la radio, ni verme en los programas de entrevistas en la televisión ni cuando mis canciones aparecían en sus telenovelas. Recuerdo con un dolor inmenso aquella noche en la que recorrí la alfombra roja en Los Angeles para acercarme a recibir el premio Grammy; cómo habría sido estar allí con ella. Ella que siempre soñó con viajes a lugares lejanos como Hawai; ahora que finalmente puedo llevarla, no está. Cómo le hubiera gustado sentarse en el jardín de mi casa. Pero sobre todo, qué orgullosa se habría sentido de lo bien que me había criado y cómo había logrado salir adelante.

Mi música fue el pasaporte a un mundo que mi familia escasamente podia imaginar y só que ella habría sido la compañera ideal en esa aventura. La extraño profundamente. Pero en el 2000 mi vida iba por buen camino y por fin, tras su muerte, encontraba la luz. Mi crecimiento interior era notable y me estaba convirtiendo en la mujer que siempre había querido ser. Sin embargo, la vida resolvió que el tiempo para troncar la marcha había llegado. En mayo de ese año, todas las cosas de la vida, como las conocía hasta entonces, comenzaron a cambiar. Empecé a entender que no era la dueña ni siquiera de mi propio calendario.

Había viajado Cali a visitar a tía América que, al igual que mi madre, años atrás, y que su madre, estaba muriendo de cáncer de seno. Todos tenemos un familiar preferido; el mío, era ella. Cuando vivimos en Colombia, me convertí, literalmente en su sombra.

América era hermosa, imponente con sus ojos color lavanda como los de Elizabeth Taylor. Indiscutiblemente, la matriarca de nuestra generación en la familia, un rol que asumió sin dudarlo tras la muerte de su madre, la abuela Nayibe. Yo vivía fascinada con su habilidad para manejar su propio negocio, atender la casa y preocuparse por todos nosotros. Una mujer segura de sí misma, orgullosa, que respiraba determinación e independencia. Nada le resultaba imposible y yo sé que mi talante ambicioso se lo debo a ella.

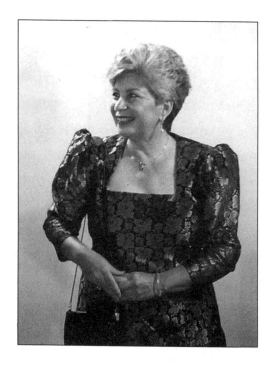

Empezó a trabajar muy joven pero su éxito empresarial lo consiguió después de superar muchos obstáculos pequeños y grandes. Hay que admitir que su personalidad no era fácil. Exigente consigo misma y con su familia, con un matrimonio complicado; una cosa era ser su sobrina y otra cosa, estoy ser segura, ser una hija suya. Absorbía a sus hijos sin dejarlos decidir ni actuar por su cuenta, pero al mismo tiempo les exigía independencia. El mundo giraba alrededor suyo y todo el mundo dependía de ella. Cuando observo sus fotos, descubro que, incluso en los momentos más difíciles de su vida, siempre se ve elegantemente vestida, con los zapatos coordinándole perfectamente con el color de la ropa y su pelo divinamente arreglado. Siempre parecía tan centrada y sin temores.

Como su madre y su abuela, de espíritu generoso y caritativo. Además de los incontables regalos que le hacía a familiares y extraños, el destino que le dio a su gran casa fue una muestra de su generosidad. Junto con su familia construyeron la hacienda, casi con sus propias manos. Incluso una vez estuve allí ayudando a colocar el piso del vestíbulo. Vigilaba cada planta, le encantaba caminar por el enorme terreno y revisaba los árboles de cítricos y los aguacates. Creó un oasis donde la familia extensa y los amigos siempre se reunían. La casa que siempre soñé, que finalmente diseñé y conseguí construir en Miami, es una hacienda colombiana inspirada en la que la tía América, levantara en las afueras de Cali muchos años atrás.

Pero su esposo Guillermo murió de repente allí, en la celebración de sus 46 años, y desde entonces el querido predio se convirtió para la tía, en el doloroso recuerdo de uno de los hechos más terribles de su vida. Aunque la hacienda costaba mucho dinero, decidió cedérsela, casi en su totalidad, a un grupo de monjas de Estados Unidos, que la convirtieron después en un colegio para niños.

Su comportamiento dejó perplejos a muchos, pero yo no me extrañé en lo más mínimo. Las monjas se hicieron sus amigas, a quienes América les confiaba asuntos que no discutía con nadie más. Curiosamente, el azar quiso

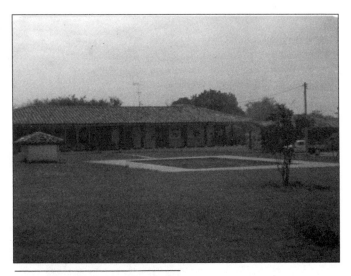

Hacienda de la tía América en Cali.

que una de sus nietas estudiara en ese colegio que una vez fue la hacienda de su familia.

A la luz de esto y de mucho más, yo veía a la tía como un ser perfecto.

A raíz de la llamada de uno de mis tíos, decidí entonces hacer ese viaje en mayo del 2000. El cáncer había invadido el cuerpo, los tratamientos no le hacían ningún efecto y sólo se limitaban a drenarle los pulmones para ayudarle a respirar y calmarle el dolor en sus huesos con radiaciones. Le había dicho a mi tío que ya estaba preparada para partir, y entonces él decidió contactarme.

Desde el primer momento de su diagnóstico, me había convertido en la confidente de la tía América, bien personalmente, por teléfono o por carta. Ella supo durante años

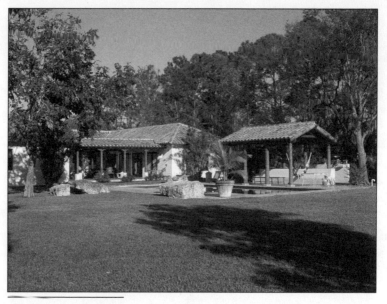

Casa de Soraya en Miami.

que algo en su organismo andaba mal. Tengo la sospecha
que cuando viajó al sur de la Florida a ayudarnos con la
cuota inicial de la casa, ya sabía que estaba enferma. Pero
por muchas razones complejas, nunca se hizo una mamografía ni visitó a un doctor. Extrañamente, mientras en la
familia se molestaban con ella por no haber actuado, yo
la entendí. Ella había visto una madre mutilada por los
cirujanos. Le cogió la mano mientras vomitaba inclemen-
temente. Le había tejido los gorros para cubrir su cabeza
calva. La había acompañado en su llanto desesperado por
el malestar que le producían los tratamientos. Le había
ayudado a limpiarse las cicatrices de su pecho. Y finalmente la había visto sucumbir ante una muerte rápida,

dolorosa y cruel. ¿Quién en su sano juicio habría corrido a donde el médico para que le confirmara que el mismo destino la esperaba? Unos años más de gloria, alimentados por la ignorancia, le significaban el tiquete para acceder a vivir mejor. No la justifico, particularmente ahora que los tratamientos consiguen alargar y mejorar la calidad de vida, pero la entiendo.

Estoy convencida que tía América suponía que los tratamientos no podían ayudarle a comprar tiempo. Sabía que eventualmente iba a morir y si éste era el destino que tenía por delante, prefería enfrentarlo en sus términos. Dejó que las cosas pasaran hasta que no pudo soportar más el dolor.

Cuando decidió consultar al médico, el cáncer ya había avanzado a su piel. Los tumores lucían como bultos en su pecho, con metástasis en los pulmones, los huesos y el hígado. En este punto aceptó la recomendación del doctor e inició el tratamiento. El severo dolor la hizo entregarse al joven oncólogo que hacía lo posible por ganarle un poco más de tiempo. Obviamente, nada funcionó. El cáncer crecía y se extendía. La incluyeron entonces dentro de un programa experimental de investigación clínica que la estabilizó por unos cuantos meses, hasta que también éste dejó de ser efectivo.

Recuerdo, en este último viaje, acompañarla a organizar juiciosamente en su alcoba los medicamentos. Me mostraba la pastilla para el dolor de huesos y la otra, la droga experimental. Se trataba de una especie de quimioterapia nueva que se ingería en forma de pastilla y no ocasionaba la caída del pelo. Con orgullo me mencionó que el remedio no estaba disponible aún en el mercado farmacéutico de Estados Unidos y que ella formaba parte de un pequeño grupo de mujeres escogido para probar su efectividad. Consciente del corto tiempo que tenía por delante, decidió someterse al experimento por la misma razón por la que había hecho tantas cosas en la vida. No tenía nada que perder y tal vez podía ayudar a otras mujeres en el futuro. Qué iba a pensar que una de esas mujeres a las que iba terminar ayudando era a su sobrina preferida, a mi.

Como aún no lograban dosificarla con precisión, los efectos secundarios resultaban impredecibles. Sudaba por montones y las palmas de sus manos y pies adquirieron un color morado. Años más tarde, en mi propia batalla, el médico me ordenó una nueva droga aprobada por la FDA. Anticipó los posibles efectos secundarios: síndrome de pies y manos, que sonaba exactamente igual a lo que la tía había experimentado. Cuando vi la pastilla, la reconocí como la misma que le había acompañado a tomarse muchos años atrás en mi triste visita a Cali. Ella fue una Conejilla de Indias y yo, junto con cientos de mujeres,

me beneficié de su sacrificio. El cáncer de seno ha sido en mi familia como un tornado que ha desbastado a su paso con la siembra, pero ese furioso viento también ha dejado algunas cosas positivas. Una de ellas, esta droga que mantuvo mi cáncer controlado por un año, con efectos secundarios mínimos. Mi calidad de vida fue espectacular; cada vez que miraba esa pastillita recordaba a mi tía y en silencio le ofrecía una oración de agradecimiento.

El propósito de mi rápida visita a Cali a finales de ese mayo del 2000, fue despedirme de esa gran mujer. Lloré calladamente durante el vuelo. Había estado junto a mi madre y había visto cómo el cáncer se la había llevado ocho años atrás, y no sabía cómo iba a asumir la realidad de la tía enfrentada a una circunstancia tan extraordinaria. El trayecto del aeropuerto a su casa me pareció eterno. Cuando finalmente llegué, hice una pausa y respiré profundamente antes de entrar a su apartamento.

Abrí la puerta y la encontré sentada en su sillón favorito. Era el fantasma de la mujer que habíamos conocido. De pijama, le quedaban sólo unos escasos mechones de la que fuera su hermosa cabellera. Me saludó con una sonrisa grandiosa que iluminó su rostro. Mi instinto me empujaba a darle un fuerte y caluroso abrazo, pero la experiencia me decía que su cuerpo frágil no resistiría ese contacto. El cáncer de seno y su tratamiento suele producir tal sensibilidad en la piel que ésta no soporta ni siquiera el roce de la brisa. Me le acerqué, besé con ternura su frente, me arrodillé a su lado y le tomé las manos.

Me dijo que estaba esperándome y que la llevara hasta su cama. Nos dirigimos a su habitación. El corazón y la mente me daban vueltas. Cuando la ayudé a acostar, lo que vi puso a temblar mi mundo. Un pecho cubierto de tumores, cubierto de masas por todas partes. El cáncer de seno, generalmente, hace metástasis a los huesos, al hígado y a los pulmones; tenía por tanto la respiración forzada y su piel de color amarillo parecía delgada y transparente. Se estaba apagando. Ella lo sabía. Todos lo sabíamos. Stella no solo había viajado a Miami a ayudarme a cuidar a mamá, sino que también atendía como la enfermera número uno a la tía América.

Me dijo cuan orgullosa estaba de mí. De alguna forma, escuchaba a mi madre a través suyo. Mamá no pudo disfrutar de mis éxitos en la música, pero la tía sí. Ella, no mi madre, alcanzó a verme desarrollar como mujer. Esas palabras de los labios de la mujer que siempre quise imitar, resultaban gratificantes. La reconocí como mi heroína y le confesé lo fascinada que me sentía de ser su sobrina. Sus ojos empezaron a cerrarse y se sumió en un profundo sueño. La acompañé un rato más, hasta que aguanté. La emoción era demasiado fuerte y no conseguí controlarla por más tiempo. Ya en el cuarto donde me estaba quedando, recuperé la compostura y luego me uní al resto de la familia en la sala.

Apenas pude estar con ella escasos tres días. Acababa de lanzar al mercado mi tercer CD, "Cuerpo y Alma", con su versión en inglés *I'm Yours* y debía regresar al trabajo. La disquera, generosamente, me había dado permiso para este importante viaje para mí, pero tres días fue todo lo que tuve.

En el segundo día de mi visita, mientras me bañaba, noté un bulto debajo de mi brazo izquierdo. Mientras el día avanzaba, sentí algo extraño en mi seno izquierdo. Cuando me estaba colocando la pijama, me impresionó ver que éste estaba muy rojo e hinchado. Fuera lo que fuera, empeoraba con el paso de las horas. Era viernes.

No sabía qué hacer. Permanecí un rato frente al espejo en el baño, sudaba y comencé a marearme. No podía decírselo a nadie ahí. Había tanto miedo y sentimiento de pérdida en el ambiente familiar que todos los esfuerzos estaban puestos en darle tranquilidad a la tía. Pero, ¿qué estaba pasando en este mundo? No podía ser. Dios, ¿qué estás haciendo?, me preguntaba.

Llamé a mi mejor amiga a Miami y le conté lo que me sucedía. Atenta a los detalles me pidió que no me preocupara y que buscaría una cita con mi médico para el siguiente lunes.

Dejar a la tía fue increíblemente difícil. Decir adiós para siempre a otra hermosa mujer, iba más allá de lo que podía soportar. Maldije el cáncer. Maldije la vida por ser tan injusta. Antes de viajar le hice saber a la familia mi opinión sobre cómo reducir su sufrimiento físico. Suministrarle morfina no resultaba fácil porque tenía sus venas casi colapsadas. Ella no resistía estar acostada, ni sentada, ni caminar por el severo dolor en los huesos. Me dijo que incluso le dolía el roce del aire sobre la piel. Me despedí con un beso y por primera vez, le recordé las palabras de mi madre antes de morir. Le dije que la buscara y que tuviera fe en que pronto su dolor se iría para siempre. Le pregunté nuevamente si podía hacer algo por ella, pero negó moviendo su cabeza con dificultad y me dijo en voz bajísima que no tenía miedo.

Regresé a Miami el sábado y pasé, sin lugar a dudas, el fin de semana más largo de mi vida. Con el corazón acongojado por lo vivido con tía América, ahora tenía la preocupación de aquella cosa extraña que le sucedía a mi cuerpo y que no lograba ni quería entender. Sólo seis meses antes me había hecho un chequeo completo, con mamografía incluida, que había salido bien. Compartí la situación con otra buena amiga y nos convencimos de que se trataba de algún tipo de infección. O quizás de la picadura de algún insecto raro durante el viaje a Colombia.

Cualquier cosa podía ser una opción, menos el elefante blanco que se avecinaba. Eso sería demasiado. La vida no podía ser tan cruel.

10

Llegó el lunes y muy nerviosa me dirigí al consultorio del médico. El doctor me examinó, palpó debajo de mi brazo izquierdo y en menos de cinco minutos me pidió que me vistiera. Me dijo que ya regresaba. Un "ya regreso" que se convirtió en una espera de veinte minutos. Cuando volvió, me informó que se había tomado la libertad de contactar a un colega amigo, que había aceptado recibirme en su consultorio inmediatamente.

A duras penas alcancé a asimilar lo que sucedía pero encontré las palabras para decirle:

–¿Qué significa eso, doctor?

Estaba tan solemne que sus palabras me sonaron surrealistas:

–No me gusta lo que le está ocurriendo a su pecho y en la axila y no quiero perder tiempo. Necesito que consulte a un especialista.

Me apuntó la dirección y me insistió en que me estaba esperando. ¿Esperándome?

Al llegar, me paró frente al consultorio y procesé las palabras que identificaban el consultorio: "Cirujano oncólogo". Mis rodillas temblaron.

Aunque no cabían los pacientes en la sala de espera, me identifiqué y al instante una enfermera inmediatamente vino por mí. Me trasladó a un cuarto donde había una mesa larga y me pidió que me quitara la camisa, el sostén y me colocara una bata de papel color durazno, incómoda y áspera. ¿Por qué la mente retiene estos pequeños detalles? No lo sé. En pocos minutos, tenía frente a mi al hombre que se convertiría en mi nuevo doctor. Se me presentó, pero en ese momento no escuché una sola palabra y ni siquiera capté su nombre. Me hacía preguntas que yo intentaba responder con voz temblorosa. Inició el examen y después de un instante que parecieron sólo segundos, me pidió que me sentara y acercó una silla. Empezó por explicarme en qué consistía una biopsia, el método de aspiración con aguja. Conocía de memoria estos términos. Repetía la película de cuando acompañé a mi madre a sostener exactamente la misma conversación con su cirujano. Quería realizarme la biopsia allí mismo, en ese mismo instante. Anestesiaría el área para introducir una aguja pequeña en las masas que sentía bajo mi brazo y mi seno. No habría dolor, me aseguraba.

Me sentí perdida. Me solté en llanto más por confusión que por cualquier otra cosa. El doctor me rodeó con su brazos y me pidió que fuera fuerte y entonces me di cuenta del magnífico profesional con el que me había topado. Debemos hacerlo para saber qué hay dentro de su cuerpo, me dijo. Mi historia familiar de cáncer de seno era demasiado marcada como para no tomar el asunto en serio, completó. Me pidió que confiara en él en cuanto al dolor de la biopsia. Nunca dijo: "No creo que sea grave". Era la única frase que deseaba oírle decir.

Y en efecto, el examen no dolió. No tener el resultado de inmediato, me dejó estupefacta. Mis rodillas volvían a temblarme mientras caminaba hacia el carro. Cuando llegué a casa no lograba que la llave abriera la puerta, me llené de miedo y frustración en el umbral de mi santuario. Traté de comer pero no tenía apetito. Mis mejores amigos se reunieron en torno a mí. Miami estaba tan lejos de mi verdadera familia que unos pocos amigos cercanos se convirtieron en mi sostén a lo largo de los años. No tengo muchos amigos, pero los que tengo son fantásticos. Hemos formado parte de la vida de cada uno durante mucho tiempo y hemos navegado juntos toda clase de mares. Ellos intentaban aligerarme la carga, pero mi mente continuaba completamente nublada.

"El doctor llamará mañana, por el momento no hay nada que hacer", me insistían buscando tranquilizarme.

Unas horas más tarde, sonó el teléfono

–¿Estas sola?" –preguntó el doctor.

–No, estoy con mis amigos.

–Bien. Soraya, recibí los resultados de patología de la biopsia. Hubiera querido hablarte personalmente pero necesito que empecemos a actuar desde mañana a primera hora, así que debes saberlo hoy mismo. ¿No te molesta que hablemos por teléfono?

–No, no hay problema.–murmuré.

–La masa de tu seno parece ser cáncer. Pero para seguir adelante y antes de que un oncólogo pueda empezar a trabajar conmigo para definir el tratamiento, requiero una muestra mejor del tumor y chequear la masa de la axila. Quiero que... *bla... bla... bla...* ¿me entiendes?"-

–Realmente no. Estoy tan confundida en este momento.

–*Ok*. Toma papel y lápiz y escribe lo que te voy a dictar.

Garabateé... mañana... hospital... temprano... no comer... biopsia... anestesia... ambulatorio... cita escanografía de huesos... PET scan... CAT scan... chequear órganos… tamaño del tumor… estadio de la enfermedad… quimio… cirugía… radiación…

El doctor seguía y seguía hablando, pero en mi mente sólo resonaba con un eco sordo la palabra CÁNCER.

Colgué el teléfono.

Tenía cáncer de seno.

¿Cómo podía ser?

Trotaba tres millas diarias, me alimentaba bien, llevaba una vida sana, sin malos hábitos, sin adicciones. He cometido errores y algunas veces me he desviado del camino y me he equivocado en decisiones, pero en medio de todo soy un buen ser humano. ¿Por qué siento esto como si fuera un castigo? ¿Cómo puede ser la vida tan cruel? Mi familia ha sufrido suficiente por cuenta de esta enfermedad.

La voz de mi cirujano me asustaba. Cáncer de seno.

Contaba con sólo treinta y un años.

No tenía el valor para llamar a mi padre. ¿Cómo se lo iba a decir?

–Llámalo, Sori, estamos todos contigo –me animaban mis amigos.

Marcaron el teléfono porque yo no tenía cabeza ni siquiera para recordar el número. Escuché su voz y empecé a llorar. Respiré y comencé de nuevo.

–Papi, fui… fui… al médico hoy y … bueno… No podía decírselo.

141

–Dále Sori, necesitas hablarlo en voz alta. Él tiene que saberlo –repetían mis amigos.

–Papi, tengo que ir al hospital mañana temprano.

Silencio al otro lado de la línea.

Um… yo… ellos… dicen que tengo cáncer de seno, papá… tengo que hacerme una biopsia de inmediato. ¿Papá?

Silencio.

–¿¡Papá!?

Silencio.

–Pero dicen que vas a estar bien, ¿no? –me preguntó con la voz entre cortada.

–No, papá, no aún, no he oído decir eso. Parece que el asunto es bastante serio.

–Pero, ¿están seguros? Eres tan joven, Sorayita, ¿están seguros?"

–Bueno, eso es lo que vamos a averiguar mañana.

–Todo saldrá bien. Todo saldrá bien –me decía queriéndose convencer.

Escuché sus lágrimas al otro lado de la línea.

–Papá, tengo que colgar. No, no vengas ahora, es tarde. Veámonos mañana, cuando regrese a casa.

Ha sido la llamada más dolorosa que he hecho en mi vida. Igual que mi madre, estaba más preocupada por él que por mí.

La mañana siguiente me presenté al hospital y cuando me estaba recuperando de la biopsia, el cirujano se acercó a hablar con mi "familia". Fue brutalmente honesto. Años después, supe que mis amigos le habían pedido que midiera sus comentarios temiendo que éstos pudieran drenar mi esperanza. Les agradezco que lo hubieran hecho. Les dijo que el cáncer era agresivo y difícil de eliminar por completo. El tratamiento sería complicado y las posibilidades de supervivencia, descorazonadoras. Incluso si lograba resistir los tratamientos iniciales, muy probablemente regresaría, recurrente, con mayor fuerza.

Después de recuperarme de la anestesia, el pronóstico que me pintó el doctor era el de un futuro oscuro. Me dijo que tenía que ser una luchadora. Que tenía que dar todo de mí porque esta maldita cosa iba a ser difícil de combatir. Prometió que haría todo lo posible por ayudarme, pero yo tendría que ser mucho más valiente de lo pude alguna vez imaginar. No quiero ni siquiera pensar cómo habrían sido las cosas si mis amigos no le hubieran pedido medirse en sus palabras.

Así, en junio del 2000, mi nueva vida comenzó.

Dos semanas después recibí una llamada desde Colombia. Mi tía había muerto mientras dormía. Tenía sesenta y cuatro años.

A partir de ese momento, decidí que iba a dejar de preguntarme "¿por qué yo?", e iba a empezar a preguntar "¿Cómo voy a hacer?".

Asumí cada tratamiento de quimioterapia como si se tratara de un paso que me acercaba hacia la recuperación de mi salud. Como estaba joven y resistente, me aplicaron medicamentos muy fuertes. Así debía ser. El maldito cáncer era un reto impresionante y yo estaba decidida a impedir que se llevara lo mejor de mí. Fue durante ese tiempo que evolucioné más allá de lo que consideraba como mis capacidades. Una vez que acepté mi situación, pude canalizar toda la energía liberada en otra dirección. Una de las ventajas de ser la cuarta en la familia que enfrentaba este diagnóstico es saber que no existen protocolos de tratamiento establecidos. A diferencia de enfermedades del corazón, diabetes y tantas otras dolencias, incluso otros tipos de cáncer, el de seno no tiene un manejo *estándar*. Los médicos deben probar. Decidí tenerles una fe absoluta. Pero, aun así, después de haber recorrido este mismo camino con mi madre, sabía que tenía que participar activamente de mi tratamiento y ayudar a elegir la combinación de quimioterapias más efectiva. Tenía que investigar, hacer preguntas, encontrar especialistas en quienes depositar mi confianza. Y hacer de cada decisión un asunto de vida o muerte. Debía focalizar mi energía en un solo objetivo: sanar. No quedaba otra opción.

Esto quería decir olvidarme de mi música. Me vi obligada a cancelar de inmediato la gira promocional de mi nuevo CD que estaba a punto de iniciarse por Latinoamérica y Europa.

Igual se hizo con las visitas a las estaciones de radio y con las entrevistas con los medios. Por primera vez en mi vida, tuve que dejar de componer canciones. Me enfoqué ciento por ciento en mi recuperación.

Padezco de cáncer de seno. Es un dato que no puedo cambiar. No tengo la culpa. Mi vida nunca volverá a ser la misma. Pero seré yo y no el cáncer, quien la defina.

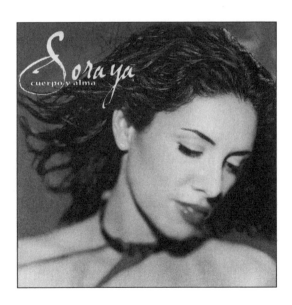

Repetía este mantra. Sin él, nunca hubiera logrado un piso sólido. Lenta y dolorosamente, encontré la manera de afrontar la secuencia de los tratamientos que tenía por delante.

Reflection

Beauty's only skin deep they say it fades away with time
I promise I will search for you and find you deep inside
Flowers are so radiant when they are in bloom
But seasons betray them stealing their perfume
I hear you when the wind blows
I see you in a summer sun
I feel you with my beating heart
You are my reflection
In your eyes I am beautiful
Imperfections were never such a charm
Stones are often hidden, buried out of sight
On them we can build up straight to the sky
When we are together it's unabashed and tender
Funny how love feels when it's made of sweet surrender
I hear you when the wind blows
I see you in a summer sun
I feel you with my beating heart
You are my reflection
In your eyes I am beautiful
Imperfections were never such a charm
Falling into silence it unravels in my mind
Thoughts appear like flowing clouds moving without time
Rivers will flow straight into the sea
If you believe in that then you believe in me.
I hear you when the wind blows
I see you in a summer sun
I feel you with my beating heart
You are my reflection
In your eyes I am beautiful
Imperfections were never such a charm

Canción escrita e interpretada por Soraya. Forma parte del CD "Soraya", que fue lanzado después del diagnóstico en el 2003.

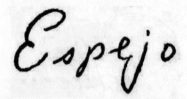 Espejo

La belleza es transitoria - pasa con el viento
Procuro encontrarte más adentro
Las flores sólo duran pocos días perfumadas
El tiempo las deja traicionadas

Te veo sin tenerte
Te escucho sin oír tu voz
Te siento con mi corazón
Eres un espejo
En ti me veo hermosa
Me aceptas tal y como soy

Las rocas no brillan pero duran para siempre
Cambian con el tiempo pero no desaparecen
Cuando estamos juntos no existe la superficie
La entrega es algo más humilde

Te veo sin tenerte
Te escucho sin oír tu voz
Te siento con mi corazón
Eres un espejo
En ti me veo hermosa
Me aceptas tal y como soy

Sentada en silencio aprecio la magia
Que un idioma no puede expresar
La marea sube y los ríos fluyen
Ni esto ni mi amor va a cambiar

Te veo sin tenerte
Te escucho sin oír tu voz
Te siento con mi corazón
Eres un espejo
En ti me veo hermosa
Me aceptas tal y como soy

Versión en español de la canción "Reflection".

11

DESPUÉS DEL DIAGNÓSTICO INICIAL en mayo del 2000, de todos los exámenes y escanografías, de segundas y terceras opiniones y de toda esta locura, el ruido se asentó y logré aclararme la mente. La maquinaria promocional estaba aceitada para el lanzamiento de mi nuevo álbum "Cuerpo y alma", presentaciones internacionales de la versión en inglés y en español y listas las giras de conciertos por muchos países.

Pero ahora tenía cáncer.

Iba a perder mi pelo, mi energía, mis senos y aunque me espantaba la idea como a una mosca muerta, el miedo de perder mi vida también estaba presente.

Una tarde apacible, en medio de los exámenes y las escanografías, me tiré al sofá a buscar en la televisión algún programa, algo que había dejado de hacer por años. Los viajes y el duro trajín me habían alejado de esa rutina y la última cosa que hubiera hecho en mi tiempo libre, habría sido ver televisión. Pero esa tarde en particular quise distraerme porque mi cabeza estaba demasiado cansada con el tráfico de ideas que me atropellaban.

Me detuve en uno de los canales hispanos. No habían pasado ni dos semanas desde mi biopsia. Había recibido los resultados de los exámenes y estábamos finalizando, con las personas involucradas, los planes del tratamiento. Aún no le había comentado nada a mi disquera. Les había dicho, una vez de regreso de Colombia, que necesitaba un poco más de tiempo. No se me había pasado por la mente hacer pública la información sobre mi enfermedad. Lo consideraba un asunto privado. Era mi vida y a nadie debía importarle. Pero mientras iba de un canal a otro, alcancé a ver de reojo mi imagen en uno de esos programas de chismes de la farándula. Pensé que se trataba de algún comentario alrededor de mi nuevo CD y que pasarían el video que acabábamos de filmar en Canadá, pero no. Alguien, que no me conocía, a quién jamás había visto, decidió tomarse el atrevimiento de decir que me habían diagnosticado cáncer de seno, que me encontraba muy delicada y que el pronóstico no era nada bueno.

Al principio, quedé perpleja. Luego, me dio rabia. Rabia no, en realidad estaba furiosa. ¿¡Cómo se atrevían a equiparar el tema con un chisme de amor, un escándalo por exceso de velocidad o la reacción desafortunada de un actor captada por una cámara indiscreta!? Se trataba de mi vida.

Levanté el teléfono y me puse de inmediato en contacto con mi equipo de trabajo. Había que pensar en un plan. Mi prioridad era curarme y no tenía tiempo ni energía para nada más, así que debía buscar su apoyo y orientación.

También me comuniqué con mis amigos de la Fundación Susan G. Komen. De hecho, fue Nancy Brinker, la hermana de Susan Komen y su fundadora, mi soporte durante estos primeros pasos cruciales de aceptación del diagnóstico y el pronóstico de la enfermedad.

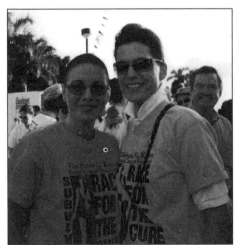

Soraya con Nancy Brinker.

Con Nancy nos habíamos conocido a principios del año en una cadena de televisión hispana, apoyando una campaña de recolección de fondos. Siempre me interesó promocionar la realización de mamografías para la detección temprana del cáncer y en las entrevistas relataba la lucha de mi madre. Creía que podía aprovechar la fama para enviar un mensaje sobre un tema hasta el momento bastante desconocido o incluso tabú, especialmente entre las mujeres latinas. Me sentía haciendo un bien. A las disqueras no siempre les gustaba, pero yo consideraba importante hablar de ciertos temas en una industria tan superflua.

Para la campaña de recolección de fondos, la cadena de televisión me había pedido interpretar la canción que había escrito para mi madre[8] y para ello contactaron a mi equipo porque, usualmente, los productores del show exigen un contrato lleno de cláusulas especiales. Muchas estrellas exigen limosina, camerino privado, buffet especial, miles de caprichos. Yo me limité a pedir cinco minutos para hablar con Nancy Brinker. Nada más, nada menos. Había descubierto la Fundación Komen en los distintos eventos organizados por su fundación y llamados *Race for the Cure®*, movilización con la que me sentía cómoda porque tomaba conciencia de que no estaba sola.

---

[8] "En esta noche"/ "On nights like this", incluída en el CD con el mismo título.

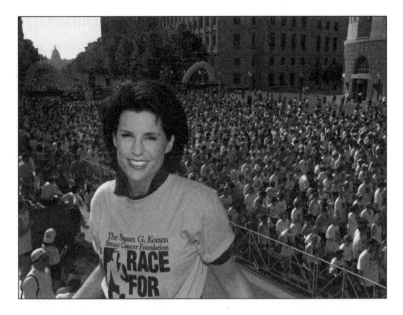

Marché muchas veces con el nombre de mi madre impreso en la camiseta y conocí a muchas huérfanas, pero lo más importante, a muchas sobrevivientes.

¡No podía creer cuántas habían allí! Encontré un lugar donde descargar el sentimiento de pérdida que me atormentaba y transformarlo positivamente. Fue la Fundación Komen y sus eventos los que me ayudaron a comprender que podía dejar de ser una víctima para pasar a ser parte de la solución.

Quería aprovechar el encuentro con Nancy, a comienzos del 2000, para agradecerle personalmente esto y ofrecerle mi voz como un puente con los medios de comunicación hispanos. Al igual que con otras minorías, las mujeres latinas no se practicaban el auto examen, no se realizaban chequeos periódicos y no valoraban la importancia de las mamografías anuales. La gira promocional de mi nuevo CD estaba a punto de arrancar, lo que constituía una gran ocasión para incluir el tema en mis entrevistas.

Nos conocimos la noche del programa y luego nos volvimos a ver en un agradable almuerzo en el que nació una hermosa amistad y un entendimiento mutuo. Nancy no solamente había sufrido el dolor de perder a su hermana, sino que ella, a su vez, era una sobreviviente del cáncer. Justo cuando se confirmó mi diagnóstico, fue ella la persona a quien llamé después de hablar con mi padre. Me presentó a una mujer clave en la Fundación Komen, Susan Braun, y juntas me dieron aliento y se ofrecieron a ayudarme a organizar mi equipo médico. Siempre estaré agradecida por su generosidad y consideración. Me mostraron el mapa emocional a seguir: escalar la montaña paso a paso, pero al estar en la cima nunca volver a mirar atrás.

Ahora, dos semanas después del diagnóstico y con la prensa pisando mis talones, me presenté en compañía de mi equipo de trabajo, Susan Carter, la directora de comunicaciones de la Fundación Komen y mano derecha de Nancy, nos respondió de inmediato. Les conté lo que ocurría y les solicité orientación. Fueron claras en que no tenía obligación de volver público mi problema y que debía actuar sólo en función mía y hacer lo que me conviniera, sin consideraciones de nadie más. Debía escuchar mi corazón. Coincidieron en que pensara en Soraya como el ser humano y no en la figura pública. Cualquiera que fuera mi decisión, la apoyarían.

Decidí no quedarme quieta. Necesitaba controlar mi mente para avanzar, sabía que el rumor se dispararía en espiral y no quería esa mala energía a mi alrededor. Llamé a los directivos de mi disquera y les dije que tenía cáncer. Le pedí a mi *manager*, que buscara a un camarógrafo co-

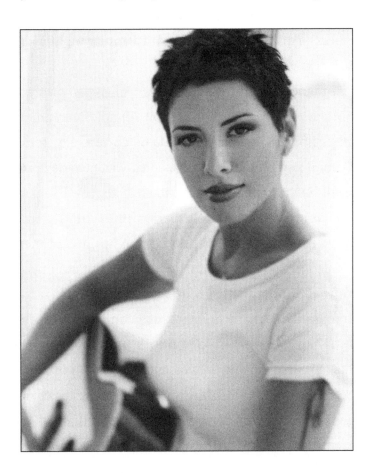

nocido y que lo citara en mi casa. Miré de frente la cámara, revelé que había sido diagnosticada con cáncer de seno y que debía alejarme un tiempo de mi carrera para poder mejorarme. Pedí oraciones y apoyo para encontrarle cura a mi mal.

Además del video, la disquera publicó un escueto comunicado de prensa. Mi *manager* y los publicistas distribuyeron los mensajes. Eso fue todo. Permanecería en casa el tiempo necesario. Clausuraría mi puerta a la vida pública y a mi carrera musical para afrontar mi lucha con la privacidad de mi propia vida.

Al menos eso pensaba.

Muchos programas de televisión difundieron el anuncio y mi página web quedó inundada de correos electrónicos del mundo entero. Recibimos cientos y cientos de correos que continuaron llegando sin parar.

Mi asistente me ayudó a leerlos. Eran como una pintura que se iba descubriendo centímetro a centímetro. Me escribieron mujeres que habían sentido una masa en el seno durante años pero que les aterraba realizarse la mamografía. Esposos preocupados con sus esposas que no querían salir de la casa porque se veían feas sin pelo. Otras me contaron que habían abandonado el tratamiento por temor a perder sus senos y el cabello, pues estaban seguras de que sus compañeros las abandonarían. Mujeres que quisieron compartir sus historias de supervivencia conmigo. Iglesias enteras oraban por mí y jóvenes se manifestaban describiéndome su participación como voluntarios en actividades convocadas por *Race for the cure,* en mi honor. Muchos me agradecían el haber compartido mi diagnóstico. Pero la mayoría de correos venían de mujeres y familias latinoamericanas que expresaban sus temores y falta de información acerca de la enfermedad.

Poco sabía yo que ninguna otra celebridad latina había sido tan sincera, especialmente con el cáncer de seno. Es una cultura en la que la mujer se ocupa tan intensamente de su familia que no le queda tiempo para ocuparse de sí misma. Es una cultura en la que muchos se atienen a la gracia de "la voluntad divina" y las medidas preventivas resultan innecesarias, en la que prevalecen los prejuicios negativos alrededor de las estrategias comprobadas de prevención. Es una cultura donde las mujeres lucen su torso casi desnudo en las playas, exhibiendo orgullosamente sus formas femeninas , mientras en sus hogares, donde se imponen los roles más tradicionales marcados por la religiosidad y la maternidad, evitan, por inapropiada, cualquier conversación alrededor de los senos.

Aunque éstas son generalizaciones, resultan útiles para comprender a grandes rasgos por qué esta es una cultura que tradicionalmente prefiere negar el cáncer de seno. Especialmente en la industria latina del entretenimiento, revelar esa realidad equivale a exponerse como un producto imperfecto. Basta mirar los canales hispanos, los videos musicales, los programas de variedades, las telenovelas y ojear las revistas de farándula para entender por qué tantas de nosotras tememos hacernos un auto examen que puede desembocar en un diagnóstico de cáncer, omitiendo que éste es una herramienta de detección precoz, capaz de minimizar la rudeza del tratamiento e incluso lograr que los médicos acierten oportunamente y consigan la cura de la enfermedad. La falta de información y promoción, la ausencia de programas de gobierno y las diferencias culturales, hacen que muchas mujeres hispanas no sepan que muchos de los problemas en los senos no son síntomas cancerosos, que la mayoría de cánceres de seno no son fatales, y que no todos son tratados de la misma manera. Así como mi madre y yo nunca conocimos una sobreviviente, muchas mujeres, particularmente hispanas, todavía equiparan el diagnóstico de cáncer de seno con la muerte.

De repente, con la gran divulgación la gente empezó a identificarse conmigo de otra manera. Me miraban bajo otra óptica. La respuesta fue asombrosa. El teléfono de mi *manager* no paraba de timbrar con solicitudes de entrevistas desde Estados Unidos hasta el sur de Argentina. Esto nos tomó tan de sorpresa, que convoqué nuevamente a mi equipo. Compartí con ellos mis inquietudes. Estaba en vísperas de iniciar mi primer ciclo de quimioterapia esa semana y el camino seguramente sería largo y difícil. No había meta establecida, ni punto final a la vista. Necesitaba ser fuerte y mantenerme centrada durante la dura prueba que tenía por delante. Nunca tuve la menor duda. Pero sentía que algo más estaba ocurriendo a mi alrededor, se estaban moviendo una cuerdas nuevas que yo no controlaba, a las que debía ponerles atención.

Le pedí a mi equipo rechazar las solicitudes de entrevistas. Pero de pronto me sentí preparada espiritual, física y emocionalmente y entonces decidí conceder tres: a un medio escrito, uno radial y uno televisivo, tanto en inglés como en español. Eso sí, con reglas claras. Si la pretensión de los medios era poner su reflector en mi figura, yo también pensaba aprovecharlo para revelar los rincones oscuros de la problemática del cáncer de seno. Sabía que podía lograrlo, porque nada podía interesarle más a un periodista que una exclusiva. Y supongo que nada atrae más que el testimonio de una experiencia dolorosa.

Mi *manager* simplificó la lista y entre los dos seleccionamos tres. Antes de entrevistarme debían documentarse porque cada pieza periodística tenía que incluir información precisa y accesible sobre la detención temprana de cáncer de seno y los tratamientos, con estadísticas relevantes para alertar a la comunidad sobre la severidad del problema. Información accesible para cualquier público, razón por la cual se requería de investigación actualizada sobre el servicio de mamografía en las clínicas locales, los programas gratuitos para las mujeres sin seguro médico y sobre aquellos lugares donde podían conseguirse folletos para aprender a realizarse correctamente el auto examen. Finalmente el tono de la entrevista debía ser positivo, informativo, pero sobre todo estimulante. Estaba decidida a cancelarla si el reportero asumía una posición patética con la que intentara arrancarme lágrimas gratuitamente. De cualquier forma las probabilidades de que derramara una que otra eran altas, pues he sido de corazón blando, así que no tendrían que hacer demasiado esfuerzo.

Las entrevistas fueron impresionantes, de gran cobertura, con unos estupendos reporteros. Sin proponérmelo había conseguido un verdadero ejército de adeptos. De repente yo no era la única paciente.

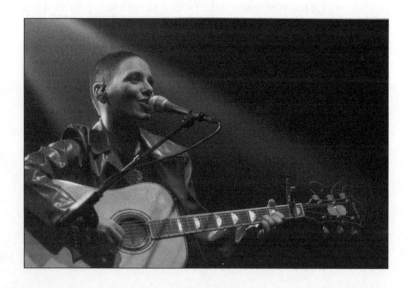

Han pasado más de cinco años desde entonces y he dedicado mucho de mi tiempo a actuar como la embajadora latinoamericana de la Fundación Susan G. Komen. He participado en conferencias frente a una gran cantidad de médicos, pacientes e investigadores. He inaugurado clínicas, ayudado a organizar chequeos gratuitos de mamografías, he sido invitada de honor en múltiples congresos de salud, he realizado avisos de publicidad con interés público para Latinoamérica y Estados Unidos. Soy la imagen hispana de la Campaña de Yoplait, "Save Lids to Save Lives" para la prevención y detección temprana. Otras empresas importantes me han acompañado no sólo en iniciativas de salud, sino también en programas de empoderamiento personal. He trabajado con fundaciones en México, Colombia y otros países en programas de crecimiento individual.

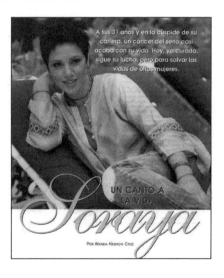

Desde que inicié este trabajo, gobiernos que antes evitaban el tema, ahora están adornando sus ciudades con elementos de color rosado en el mes de octubre y están realizando campañas masivas. Yo tuve algo que ver con que Puerto Rico se convirtiera en el socio número 115 de la fundación Komen. He acompañado a la fundación en muchos eventos, corriendo, cantando, hablando, enfatizando y socializando. Estoy muy contenta de haber caminado junto a la primera dama de Costa Rica en la marcha por la prevención de cáncer de seno de ese país. He trabajado con la Sociedad Americana de Cáncer, con *Living Beyond Breast Cancer* (LBC), con *Y-Me,* con *Las Comadres,* con *Livingwithit.org* y con muchos otros grupos en Estados Unidos y Latinoamérica. La lista de organiza-

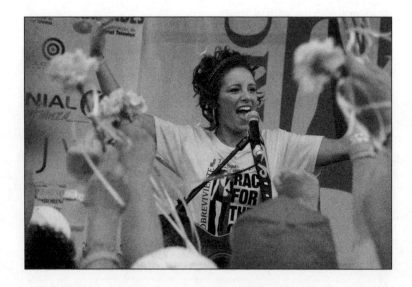

ciones y esfuerzos maravillosos que he tenido el honor de apoyar es larga.

En el lugar en el que me encuentre, trato de sembrar semillas de esperanza y compartir mi mensaje con palabras y canciones. Como ocurre con frecuencia, las miradas de la gente son mi aliento para seguir andando.

Siento que una fuerza superior me impulsó a abrirme y a hacer público mi diagnóstico. Yo era aquella persona callada, que en el pasado disfrutaba de la soledad en casa, escribiendo una canción, y no en la calle animando gente con palabras. Estoy segura de que de no haber hecho pública mi enfermedad, habría perpetuado ese mismo silencio que atormentó a mi madre y ha consumido a generaciones enteras de mujeres. La falta de conciencia llevó a que ella no conociera el auto examen ni se practicara mamografías periódicamente. La cultura de silencio lleva implícito no tener con quien compartir o aprender.

Dar la cara no fue fácil. Primero hay que enfrentar en privado sus propios demonios, antes de dejarlos ver en la arena pública, pero con todo y eso la tarea sigue siendo difícil. Por cada periodista educado dispuesto a difundir el mensaje con responsabilidad, aparecen otros dos que nunca recibieron la clase del respeto por el otro y la importancia de investigar antes de una entrevista. Algunas preguntas tenían sólo la intención de hacerme llorar y, algunas veces, me lastimaban. Al fin y al cabo soy hecha de carne y huesos. Me siento vulnerable y molesta conmigo misma cuando les he permitido llegar tan lejos. Pero, también, gracias a ellos, personas importantes que habían permanecido ocultas han salido a la luz. Productores y directores de televisión, escritores, camarógrafos y fotógrafos después me han agradecido, en nombre de sus madres, hermanas, esposas, novias o hijas, las entrevistas. Y alguna vez, otra celebridad latina me confesó que también era una sobreviviente. Otras están enfrentando el problema y para mi es extremadamente gratificante saber que he contribuido a cambiar la dirección del drama.

De niña, sólo soñé con convertirme en un músico profesional. Nunca me hubiera imaginado haber conseguido tanto éxito y mucho menos, ver mi fama eclipsada por un grupo de células mutantes. Y con todo y eso, no puedo dejar de sentirme orgullosa por lo logrado en la lucha contra el cáncer de seno. Me hubiera encantado haber llegado hasta aquí en otro tren y quizás, exclusivamente, en el tren de la música. Pero si este fue mi riel, de cualquier manera, lo asumo.

Face Another day

Laid my head on your chest tonight
Let your breath be my guide
Up and down though I was flying
The rhythm taking me higher

And I've become of you
You become my light
Holding me from the fire
Burning away time
And though I've seem so far away
I've never been so close
Like a castaway
I've washed upon your love

Cause I am home
And I will never leave
Now I have more
Than I will ever need
My eyes are closed
Cause in your arms I'm safe
To rest my soul
And face another day…

Pushed the air in and out of my lungs
Let it fall on your chest
And all that I ever loved
found it there in your breath

And I've become of you
You become my light
Holding me form the fire
Burning away time
Though I've seem so far away

I've never been so close
Like a castaway
I've washed upon your love

Cause I am home
And I will never leave
Now I have more
Than I will ever need
My eyes are closed
Cause in your arms I'm safe
To rest my soul
And face another day...Face another day

Canción escrita y grabada en el estudio de su casa antes de morir.

12

Después de haberme ocupado como enfermera de mi madre, me resultaba terriblemente difícil asumir el rol de paciente. Me enfrentaba a situaciones que también ella había tenido que vivir. Tantas veces en las que no encontré palabras para consolarla, o me sentía inútil e incapaz de aminorar su sufrimiento, ahora era yo quien veía esa misma impotencia en el rostro de mis seres queridos.

Me dieron mucho más de lo que ellos pueden creer. El primer año fue muy difícil y ellos fueron mis piernas cuando no pude caminar, me hicieron reír cuando apenas podía sonreír y me dieron la firmeza cuando empecé a flaquear en el camino. Me recordaron que la vida, mi vida, cualquier vida, tiene un sentido y esto se convirtió en un auto descubrimiento personal. Me ayudaron con las cosas básicas pero esenciales. No faltaba comida casera en la mesa, nos actualizamos todos en el tema del cáncer para estar al día con los últimos tratamientos, me ayudaban a tomar las decisiones y más aún, aprendieron cómo podían ser un mejor apoyo para mí. Me acompañaban a las citas y estaban siempre disponibles cada vez que necesitaba algo.

No hay palabras para expresar su ayuda emocional. Nos reímos, a veces lloramos juntos. Me entusiasmaban cuando me derrumbaba. Hubo momentos en los que me cansé de luchar, de sentirme tan enferma y de enfrentar las incertidumbres del tratamiento. Pero fue durante estos momentos críticos cuando mis verdaderos amigos se unieron a la causa. Mientras otros se perdieron.

El cáncer me ayudo a sacudir el clóset. A limpiarme la vida y a depurar mis afectos. Por primera vez, distinguí las diferentes actitudes frente a sus vidas y la manera en que éstas influían sobre mi existencia. Tomé distancia de aquellos egocéntricos, inauténticos. Después de esta limpieza, me sentí ligera, libre y profundamente cerca de quienes me rodeaban. Siguen a mi lado y nunca han vacilado.

Después de tres meses de mi primera quimioterapia, los tumores reaccionaron bien. Los resultados me entusiasmaron, eran muy esperanzadores. ¿Cómo preparase para algo así? Como con un tapaojos puesto, sin mirar hacia los lados, sabía que mi prioridad era curarme, dispuesta a hacer cualquier sacrificio con tal de proteger el milagro de la vida. Pero tenía treinta y un años, mi figura siempre me había importado, había forjado una carrera en una industria en la que los atributos físicos pesaban tanto como los musicales. Y en esas estaba. Intentaría realizarme la cirugía reconstructiva, pero ésta no estaba garantizada y sería colocarse una curita en la herida. Estaba a punto de perder en forma definitiva una parte de mi cuerpo y de una manera muy traumática.

Decidí que tendría una conversación de despedida con mis senos y con esa parte de mí que se iría con ellos para siempre. La noche antes de la cirugía, me desnudé y me paré frente al espejo. Empecé a meditar. Intenté enfocar mi energía en ver más allá del reflejo del baño. Empecé a meditar. Intenté centrar mi energía, trascendiendo hasta la dimensión más profunda de mi ser. Forcé la mente para que comprendiera el cambio inminente al que se iba a someter mi cuerpo. Miré mis senos y les dije adiós. Miré en lo profundo de mis ojos y empecé a saludar y a halagar a la mujer que dormía en mi interior. Una mujer segura, fuerte, capaz de vivir su sexualidad física, emocional, espiritual e intelectual, en un plano muy diferente. Te necesito ahora.

❊❊❊

Fue una interesante dinámica aquella de ser paciente, después de haber estar del otro lado y ahora interactuar con quienes me cuidaban. Odiaba tener que ser una paciente y me costaba mucho admitir que necesitaba ayuda, y peor aún, aceptarla. Incluso cuando vomitaba, padeciendo el dolor agónico de la mastectomía, me forzaba a levantarme y a coger un vaso de agua, simplemente porque no quería molestar a nadie. Me tomó meses aprender a pronunciar las palabras "necesito ayuda". Mi espacio personal quedó en manos de doctores, enfermeras, terapistas, en fin, todo el mundo y me costaba mucho pasar de ser extremadamente privada a enfrentar preguntas privadas provenientes de personas ajenas a mí. Detestaba tener que exponerme físicamente cuando más frágil me sentía. Pero mis seres queridos fueron pacientes conmigo. Me conocían y se esforzaban por no ahogarme. Entendí finalmente que debía tumbar el muro que había construido alrededor mío. Empecé a solicitar ayuda, sin atormentarme por la culpa. Para mantenerme sólida debía abrirme a mis seres queridos. Para sobrevivir, necesitaba hacer lo propio con el equipo médico.

Poco a poco, comencé a dar pequeños pasos para crecer como una mujer más madura y con un alma más abierta. Mi historia de independencia, hacía que el esfuerzo no resultara fácil. Pero mi nueva vida me imponía también una nueva manera de enfrentarme a mis propios límites. Así lo sentí un día en que una de mis mejores amigas me llevó a la cita para la radiación. Los auxiliares médicos tenían que realizar marcas en mi pecho para guiar la radiación y para que ésta actuara de forma precisa sobre los puntos específicos. Mi amiga me había visto calva, de mal semblante por los efectos de la quimioterapia, con el pecho plano debajo de la ropa y ahora había llegado el momento de quitarme la blusa y acostarme en la mesa de exámenes. Tenía tanto susto que le pedí que me acompañara, pero caí en cuenta de que iba a ser testigo de lo que quedaba de mi pecho. Recién me había recuperado y todavía no me sentía muy cómoda con mi imagen frente al espejo, para tener que exponerla ahora. Las cicatrices estaban aún enrojecidas y mi pecho se veía tan extraño, tan inhumano, tan ajeno a mi propio cuerpo. Estaba aterrorizada y congelada cuando llegó el momento de quitarme la bata. Empecé a llorar. Delante del técnico y de una mis mejores amigas. Me acordé de mi madre en la ducha, cuando le ayudé a bañarse la primera vez.

El técnico se retiro para darme un poco de aire, y entonces yo le exploté a mi amiga: "No quiero que veas lo que me ocurrió".

Me respondió tranquilamente y con una sonrisa pura: "te veo con unos ojos que ni siquiera perciben la belleza de tu rostro. ¡Me encanta…! Todo lo que ya no forma parte de tu cuerpo es lo que te hubiera alejado de mí!. Me encanta

171

lo que veo dentro de ti y eso no ha cambiado. No tengo miedo. Las cicatrices son la muestra de que estás viva. ¡Todo lo que ya no está te hubiera alejado de mí!

"Así, que vamos, salgamos de esto de una vez y larguémonos de aquí".

Me dio la fuerza que necesitaba y seguí adelante con el examen. Vacilé pero lentamente me quité la bata, simbólicamente. Desde ese momento me fui aceptando, sin enredos. Me recordó que no se trata del logro, sino de la intención. Entendí que mi cura también dependía de saberme abrir y permitirle a otros acercarse y ayudarme a aligerar la carga de mis hombros. Aprender a mostrarme como era hoy y no aferrarme a como había sido.

De un golpe, debía desaprender lo que creí saber. Mi presencia física no importaba. El ego. Debía luchar centímetro a centímetro hasta derrotarlo. Una vez vencido, como un incendio forestal que adelgaza los majestuosos árboles viejos pero que permite que la luz del sol alcance las raíces profundas del bosque, una nueva semilla podría germinar en mi ser interior, aquel aún incontaminado por el ego y la sociedad. Fui mucho más lejos y tomé contacto con la que había sido antes. La supervivencia era mi mejor cualidad. Me sentía orgullosa y me permitía fortalecer mi autoestima y a la vez juntar los fragmentos de la realidad para hacerme una joven mujer bella, fuerte y apasionada, a quien admiro de verdad: yo.

Había crecido personalmente, pero requería ayuda con los vendajes, los drenajes y las quemaduras de la piel. Necesitaba de alguien que me sostuviera porque desde que enfermé me sentía muy débil. Alguien que trajera las medicinas y se asegurara de que no me equivocara al tomarlas porque algunas de ellas me producían confusión mental. Alguien que me sostuviera. Alguien que me dijera que iba a mejorar. Permitir que la gente importante en mi vida interviniera, no fue sólo bueno para ellos, sino vital para mí.

De cualquier manera, el obstáculo más difícil de superar durante este tiempo fue convencerme de que yo no era mi madre. Me miraba en el espejo y me encontraba con el reflejo de su rostro, mirándome. Tenía que sacudirlo para evitar que la imagen permaneciera. No soy mi madre, me decía. Mi suerte no será la suya. Pero ahí estaba, sufriendo el mismo dolor que ella soportó años atrás. Enfrentada a las inseguridades, incertidumbres y temores, para las que nunca estuve preparada. Todo era tan aterradoramente nuevo, pero a la vez tan perturbadoramente familiar.

La ciencia ha avanzado mucho en el tratamiento del cáncer en ochos años, desde la muerte de mamá, me aseguraba a mí misma. Y sin embargo allí estaba su recuerdo, provocándome en cada paso del camino.

Después de este caos interior, finalmente un día me enfurecí. Llena de rabia grité con la fuerza de mis pulmones.

Me atreví a pronunciar en voz alta todos los pensamientos que me había guardado en ese intento por ser positiva para poder concentrarme en mi cura. Era una necesidad hacerlo: abrir la caja interior y dejar salir mis demonios. No tenía otra manera para avanzar, para avanzar de verdad. Necesitaba limpiarme los sentimientos y confrontar, de una sola vez, mis temores más grandes.

Recuerdo haber gritado y llorado lágrimas gigantes. Estaba furiosa con el cáncer. Maldije la injusticia. Reviví el duelo por la pérdida de mi madre, de mi tía, de la abuela. Insulté al cáncer por el sufrimiento que las había hecho padecer. Expresé mi ira por tener que realizar el mismo recorrido. Dejé salir el dolor por mi agotamiento físico y luego, enfrenté cara a cara al temor más grande de todos: a la muerte. Tenía treinta y un años. Quería ser madre. Habían tantas cosas que aún me faltaban por sentir y experimentar. No había razón para que las cosas hubieran salido de esta manera. Después de una hora de esta limpieza espiritual, recobre mi aliento a su normalidad y mis lágrimas comenzaron a secarse. Mi camisa estaba empapada por todo el dolor que acababa de descargar. Mi cabeza palpitaba, pero me sentí renacer.

Me tiré y dormí una siesta, exhausta por el ejercicio que acaba de hacer pero renovada al saber que estos pensamientos oscuros ya no me pertenecían. Habían partido para nunca más regresar. De este punto en adelante, nunca volví a mirar atrás. Ese día comenzó mi verdadera nueva vida. Sabía que iba a estar bien, lista para enfrentar lo que llegara. Así fuera imperfecta, esa era mi vida. Decidí a conciencia que iba a estar siempre agradecida. En vez de lamentar una ausencia, disfrutaría el tiempo posible con la persona que fuera. En vez de preguntar por qué, aceptaría mi realidad como una certeza y rezaría diariamente para obtener la sabiduría que me diera la fortaleza y la claridad de pensamiento para no perder el rumbo. Mi deseo era que nada de esto hubiera ocurrido nunca, pero es un deseo que conduce a ninguna parte. Ocurrió, está sucediendo y entre más pronto lo acepte, menor resistencia voy a encontrar en mi camino hacia la sanación.

Redefiní también el significado que sanar tenía para mi. Estaba consciente de la realidad de mi diagnóstico. Las probabilidades de que el cáncer regresara, así el tratamiento inicial fuera efectivo, eran altas. Sanar no significaba estar libre de cáncer. Sanar ahora significaba vivir. Mientras tuviera aire en mis pulmones, y pudiera reír y amar, estaría curada.

La muerte dejó de atemorizarme. Me concentré en la sonrisa de mamá al momento de su partida. Si no se tratara de un momento glorioso, ella no hubiera reaccionado así. ¿Y qué importa no poder nunca ser madre? Existen tantos niños hermosos en mi vida. Soy madrina, tía y la mejor amiga de unos cuantos. Mi influencia en ellos es clara y las satisfacciones que me dan no tienen precio. Puede ser éste el último esfuerzo por mirar el lado positivo, pero este cambio de planes de mi vida, puede permitirme impactar al mundo de una manera significativa y perdurable. Así que éste pasó a ser mi nuevo programa de vida.

Hablando de planes, esa fue la última dificultad que tuve. Podemos hacer los planes que queramos; programar, soñar, preparar, organizar y pensar que tenemos todo bajo control. Pero la verdad es que no es así. La vida tiene su propio ritmo y depende de cada quien mantenerse ligero para poder navegar en cada marea. Algunas veces, las desviaciones son mínimas y otras, destruyen lo que encuentran a su paso. Entre más me convenzo de que no puedo planear mis días, más fácil me adapto a esta nueva realidad.

A través de esta enfermedad descubrí la importancia del momento; de vivir plenamente el ahora y el aquí. ¿Por qué esperar hasta mañana si lo puedes hacer hoy? Me fui soltando y las cosas empezaron a fluir mejor. Aparecieron trabajos, suscitadores y gratificantes. Cuando pensé que los tratamientos me iban a encerrar en la casa, llegaron las oportunidades. Creí en mí. No en quien solía ser, ni en quien deseaba ser, sino en quien era.

Poco sabía yo que esta lección de vida iba a ser tan definitiva en mi futuro.

✾✾✾

Finalmente, mucho después, sané. Me desperté una mañana, diez meses después de la cirugía, me senté en la cama y respiré profundo. Sólo entonces entendí la superficialidad de mis respiros anteriores, durante las últimas semanas, meses. Mis miedos, la incertidumbre y el dolor habían impedido que el aire entrara y saliera libremente de los pulmones. Pero esa mañana había vuelto a respirar. Todas las mañanas, como un hábito, realizaba mi inventario personal. ¿Cómo estás? Solía responderme: no tan mal. Pero esta vez la respuesta fue distinta: me siento bien… ¡muy bien!

Había doblado la página y sabía entonces que estaba en el primer día de mi nueva vida. Escribí, no había momento mejor para hacerlo, la canción *Por ser quien soy*[9], una melodía que espero otras mujeres como yo, así como la causa de la lucha contra el cáncer, aprovechen y le saquen el mayor beneficio posible.

Faltaba recobrar aún el control sobre mi cuerpo. Continué con los ejercicios de estiramiento, ahora con mucha más determinación, hasta que recuperé la movilidad de ambos brazos. Al principio, no podía sostener mi guitarra,

---

[9] Fue la primera canción que Soraya escribió después del diagnóstico. Grabó con ella un CD que cedió para recoger fondos para la lucha contra el cáncer; además incluía sus palabras con las que llamaba la atención sobre el problema y la importancia de la prevención.

e incluso, dos años después de la cirugía me costaba rasgar las cuerdas en un escenario. Eso es asunto del pasado. Batallé con un caso de linfadema moderado; cuando sentí los primeros síntomas corrí al terapista, aprendí a hacerme los masajes, usé las vendas y nunca tomé un avión sin tener puesta mi manga y guante de compresión. Mi brazo izquierdo luce exactamente igual al derecho. Soy completamente capaz de tocar la guitarra y de hacer lo que quiera.

Más de un año después de la mastectomía, pude someterme a una cirugía reconstructiva. En verdad, lo único que conseguí con la intervención fue ciertas ventajas prácticas a la hora de lucir un vestido o de ir a la playa. Sin duda el año que viví con el pecho plano, me hizo madurar. Mientras sanaba en mi exterior, me fortalecía en mi interior. Sentía como si nuevas capas se le formaran a mi alma. Entre más daños me hacía la enfermedad, éstas se hacían más gruesas. Pero no nos engañemos, una parte de mí desapareció para siempre y la echo de menos. La extraño sexualmente, la extraño físicamente, la extraño porque simplemente formaba parte de mi ser y la tuve que sacrificar por un bien mayor. Pero ahora, que me he sentido mejor, igualmente poco a poco he empezado a encontrarle sentido a esta realidad sin sentido.

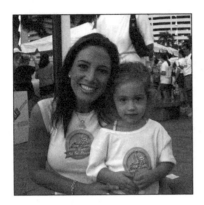
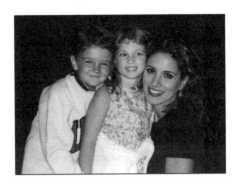

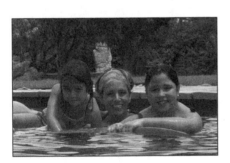
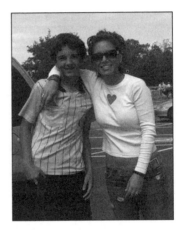

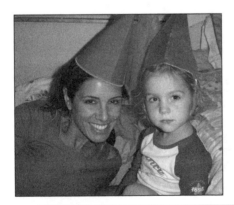
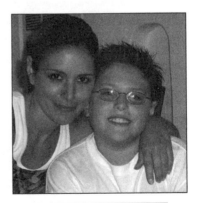

Existen tantos niños hermosos en mi vida. Soy madrina, tía y la mejor amiga de unos cuantos.

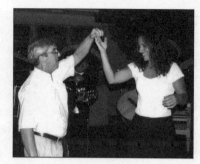
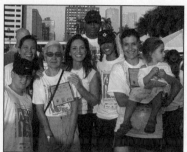
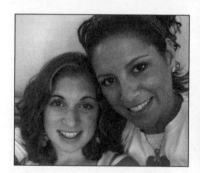
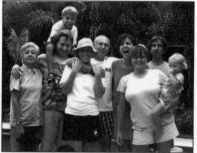
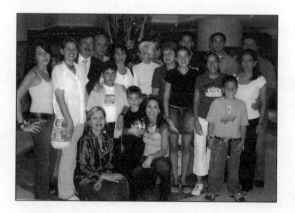

Soraya mantuvo siempre lazos muy fuertes y permanentes con toda su familia.

No one else

It came out of nowhere and shot through my heart
Time stood still as my world fell apart
Four simple words, turned me upside down
As my life was spinning, I reached for steady ground
With an army in my soul, soldiers of love, warriors of faith
Fighting a battle against the enemy with no face
I am breathing once again
Time has shown me the power of my strength
This journey is an ever-winding road
I will walk it proud, tall and strong
And as I'm standing face to face with myself
I thank the Lord I'm no one else
There were days filled with anger, and nights lost in tears
I searched for courage in spite of the fear
In the midst of the madness, I found a quiet space
simple moments, a tender embrace
I am breathing once again
Time has shown me the power of my strength
This journey is an ever-winding road
I will walk it proud, tall and strong
And as I'm standing face to face with myself
I thank the Lord I'm no one else
From a drop of compassion, flowed a river of love
I drank from its waters and swam through the flood
In my darkest hour, when I could barely see
I found the essence of a woman I never dreamed I could be

Fue la primera canción que Soraya escribió depués de su diagnóstico, que quiso convertir en un tema para recoger fondos en un CD que también incluía palabras suyas que llamaban a estar alerta e incitaba a la prevención.
Soraya.Yami Music Publishing.Inc (BMI).

Por ser quien soy

Llegó inesperado, un golpe a mi corazón
El tiempo paró mientras mi universo se derrumbó
Solamente tres palabras desviaron mi camino
Se escaparon miles de sueños en este nuevo destino

Con armas en mi alma, balas de amor, fuego de fe
En pie de guerra ante el enemigo que no se deja ver

Vuelvo hoy a respirar
El tiempo me ha enseñado cuanto puedo luchar
La vida va y cambia sin avisar
La seguiré y juro no me quedaré atrás
Sin saber como llegue a cruzar de ayer a hoy
Le agradezco a Dios por ser quien soy

Tuve días de rabia y noches llenas de lágrimas
Buscaba valentía en cada esquina de mi alma
Lo que me importaba hoy no le encuentro su razón
Esta viva y agradecida es mi preocupación

Vuelvo hoy a respirar
El tiempo me ha enseñado cuanto puedo luchar
La vida va y cambia sin avisar
La seguiré y juro no me quedaré atrás
Sin saber como llegue a cruzar de ayer a hoy
Le agradezco a Dios por ser quien soy

Cuando solo quería rendirme y desaparecer
Descubrí lo que define ser una mujer

Vuelvo hoy a respirar
El tiempo me ha enseñado cuanto puedo luchar
La vida va y cambia sin avisar
La seguiré y juro no me quedaré atrás
Sin saber como llegue a cruzar de ayer a hoy
Le agradezco a Dios por ser quien soy

13

No crecí en un hogar religioso. Asistía a misa con mamá pero no todos los domingos, memoricé oraciones y aprendí de dogmas, pero en realidad fomentaron en mí un pensamiento independiente. Mi padre me enseñó a no seguir nada ciegamente. Para mi madre, las oraciones significaban una conversación con Dios. No estaba limitada a las estrictas creencias católicas, me transmitió la sensación de pertenencia a algo mucho mayor y una manera sencilla de vivir la espiritualidad que como niña pudiera comprender.

El carácter dominante de las mujeres en mi familia también influyó en mi fe. Para mamá, las tías, el tío y para mí también, María cumple un rol importante. Puede haber sido un sustituto de la figura materna, en cuanto todas tenemos en común la pérdida de nuestra madre. Tal vez, por la influencia cultural latinoamericana, en la que María tiene un significativo papel dentro de la fe.

Cualquier preocupación de mamá, encontraba consuelo y orientación en María. Con los años empecé a hacer lo mismo, encontraba una familiaridad en ella que me daba sosiego. De niña y de joven adulta también las oraciones las vivía como una meditación y María, era mi *mantra*. Como sabía relajarme cuando estaba sola, aprovechaba esos momentos para rezar y pensar. Cuando practicaba con mi guitarra, cantaba y luego cuando empecé a componer melodías tenía conciencia de que una fuerza poderosa movía mis dedos. Con abrir la mente bastaba para que las letras y las melodías fluyeran. Siempre me he sentido sintonizada con la espiritualidad, una especie de convicción personal, nunca afectada por otras influencias.

En mi vida, he sido afortunada de muchas maneras. Son muchos los cambios que he vivido. Experiencias que me han hecho evolucionar. Creo que todos tenemos esa especie de apariciones que nos llegan inesperadamente, así como también creo que todos tenemos un espíritu creativo en el interior. La diferencia está en que, por alguna razón, algunos no ignoramos esa voz y la escuchamos. De esta manera se hace más fácil servir como conducto y escucharla seriamente, así lleguen en la forma de una conversación, una idea científica, una melodía, un hecho aislado, una extraña coincidencia, una yuxtaposición de ideas interesantes, una creación artística; o se trata de una forma de mirar con más simplicidad algunas de las complejidades de la vida. Captar estos momentos fue esencial para mi crecimiento y para la comprensión de la crisis que habría de afrontar más adelante. Si no hubiera evolucionado de la manera en que lo pude hacer, sé que hoy no estaría escribiendo estas palabras.

El primero de estos instantes memorables sucedió en el verano después del diagnóstico de mi madre. Había llegado de estudiar, tenía apenas veinte años y ya estaba enfrentada a la enfermedad de mamá y a la incapacidad de poder ayudarla. Tenía además pavor de perderla. Dudaba, para mis adentros, de la eficacia de los tratamientos y temía que estuviera sufriendo demasiado. Vivíamos aún en Point Pleasant, aquel hermoso pueblo junto al mar en New Jersey. Como buena Piscis, el mar me daba serenidad, encontraba consuelo en el océano. Pasaba las tardes caminando, respirando el aire salado del Atlántico, despejando mi mente. Una tarde gris, de mucha brisa, quise salir a tomar el aire del mar. Recién habíamos llegado del consultorio médico y mamá se había quedado descansando. Cogí la bicicleta y salí rumbo a la playa. Me descalcé, como siempre, me remangué los blue jeans y me quite los zapatos a caminar sintiendo cada grano de arena bajo mis pies.

Recé. Me comuniqué con Dios. Conservaba y aún lo hago, muchos sentimientos imposibles de compartir con nadie, que encuentran su salida sólo durante estas sesiones privadas. Miré hacia el horizonte y pedí conmiseración, orientación, y por último, rogué por un milagro. La conmiseración era para mi familia, la orientación para mi joven alma que intentaba maniobrar en esta difícil etapa y el milagro… bueno, milagro… sólo había una persona por quien pedirlo.

En ese mismo instante, algo rozó el dedo de mi pie. Miré hacia abajo y vi un collar viejo y oxidado que reposaba sobre la arena húmeda. Sumergí las manos en el agua poco profunda, para poder desenrollarlo. Ahí, atrapado por la arena, estaba un hermoso medallón. Lo recogí, la limpié, detuve mis pasos mientras examinaba el tesoro encontrado. En un lado tenía una cruz; una cruz vieja, clásica de aspecto ortodoxo. El grabado del reverso cambió mi vida. Tenía impresos los símbolos de una Trinidad.

Una imagen, la de San Cristóbal: el patrón de los viajeros que ofrece protección en el camino. Según la leyenda, él le ayudó a un niño a atravesar una corriente. Cada vez el niño se hacía más y más pesado, hasta casi agobiarlo. Ya en la orilla, éste se identificó como Jesús y le explicó que su peso se debía a que llevaba a cuestas la carga del mundo.

La otra, la de San Judas Tadeo: el patrón de las causas perdidas. Sus oraciones incluyen peticiones de consuelo y ayuda en momentos de desesperación. Uno de los doce apóstoles, a quien algunos confunden con el traidor Judas Iscariote. Por esta razón, no siempre le piden ayuda. Se cree que tiene una especial empatía por aquellos que se sienten olvidados, abandonados en la oscuridad.

Y finalmente, la de María, la figura central del medallón. Son varias la versiones que existen y que mamá me enseñó, como "La Milagrosa" y "La Virgen de Guadalupe". La imagen del medallón era la de La Milagrosa y es la que me ha acompañado durante muchos años. Está de pie con los brazos extendidos y las manos abiertas hacia el cielo, recibiendo e invitando. Esta María representa los milagros… aquellos propósitos que están fuera de nuestro alcance son en los que Ella parece gravitar.

Sostuve ese medallón en la palma de mi mano mientras las lágrimas rodaban mis mejillas. Me quedé ahí, con la vista en el horizonte. Sonreí. Gracias. Gracias. Gracias.

Monté en mi bicicleta de un salto y volé a casa. Tiré la bicicleta en la entrada y corrí hasta el cuarto de mamá. La encontré con los ojos cerrados pero sentí la urgencia de despertarla. Con los ojos aguados y casi fuera de control, le relaté mi experiencia. En pocas horas, la canción *Reason to belive* me salió del alma, nota por nota, palabra por palabra.

Le cambié la cadena y me lo colgué al cuello. Ese medallón me acompañó durante años hasta que encontré una persona que lo necesitaba más que yo. Al poco tiempo de la muerte de mamá, conocí una muchacha atrapada en sus propios demonios, que estaba más perdida que nadie que hubiera conocido antes. Fue un encuentro rápido, producto del azar, pero después de unos minutos de conversación sincera, me quité el medallón del cuello. Lo sostuve en la palma de mi mano y le agradecí una vez más. Era mucho lo que me había ayudado, pero sabía que debía hacerlo ahora con alguien más. Le conté la historia completa y se lo regalé en solidaridad. Si lograba tanta fe como la que yo le puse, seguro que encontraría algún sosiego en su corazón. De la manera tan impredecible como se me atravesó en la vida, ahora le llegaba a otra persona[10].

Para el año 2002, dos años después de haber sido diagnosticada, ya había pasado por dos ciclos de quimioterapia, me había recuperado de las mastectomías, de la radiación, de la cirugía reconstructiva y cuando estaba en camino de la recuperación, apareció una masa en mi ovario derecho. Como mi cáncer de seno era estrógeno positivo, lo que significa que el estrógeno que era producido naturalmente por mi joven organismo alimentaba

---

[10] Después de haber regalado su medalla, Soraya encontró otro medallón con la misma imagen de María. Soraya lo usaba con frecuencia y actualmente se encuentra aún en su caja de joyas personales.

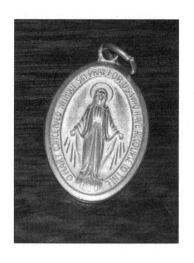 a su vez el crecimiento de tumores, parte de mi tratamiento consistía en bloquear mi producción de estrógenos. Dado que los ovarios producen dicha hormona, uno de los protocolos que estaba siendo considerado era la histerectomía. Yo estaba opuesta a ello, pero cuando apareció la masa sospechosa, los doctores ordenaron más exámenes, insistiéndome en reconsiderar la cirugía. La ginecóloga, incluso, había separado una sala de cirugía pues consideraba que la masa significaba una amenaza inmediata a mi salud.

De regreso de la consulta, me dirigí a mi cuarto preferido. Era una habitación repleta de libros, con paredes y piso de madera de roble y un cómodo sofá donde no se alcanzaba a leer mucho tiempo, antes de quedar plácidamente dormida.

Ese día necesitaba un momento para mí. El estrés de la enfermedad, los retos de la recuperación física y ésta nueva complicación, pesaban mucho en mi psiquis. Decidí reposar e iniciar una meditación profunda. Conocía el método de las meditaciones corporales completas; primero los pies, me concentraba en la piel, mis tendones, mis músculos, mis huesos, las células sanguíneas. Ponerle todas mis energías a un punto específico de mi cuerpo. Este ejercicio era ya un hábito que realizaba a diario y había progresado de tal manera que no sólo lograba concentrarme rápidamente sino que el lugar del cuerpo al que le dirigía la energía lograba incluso un calor especial.

Mientras avanzaba con mi meditación, preparaba el camino hacia la zona media de mi cuerpo. Una vez llegué a esta área perturbada de mi cuerpo, organicé mis pensamientos. Llamé a mis ángeles, (mamá, mi tía y mi abuela) para que me ayudaran a resolver las preguntas alrededor de esta nueva masa. Les pedí orientación y claridad mental para tomar la decisión correcta. Entonces sucedió. En medio de una meditación profunda, con los ojos cerrados pero sin estar dormida, algo sorprendente apareció frente a mí. Sentí una presión alrededor de la zona de mi cadera y mi pelvis. Para mi asombro, unos brazos cálidos me rodeaban. Todavía con los ojos cerrados, tres figuras empezaron a revelarse; inicialmente de una forma borrosa, pero se fueron definiendo mejor poco a poco. Mientras el abrazo seguía protegiéndome, a mi derecha "vi" a San Judas, a mi izquierda a Jesús y en el centro a "La Milagrosa", la misma imagen que había estado junto a San Judas, en el medallón, trece años atrás.

Los tres transmitían calma en su mirada y una sonrisa amable. Sentí que nada podía hacerme daño. Perdí el control por unos segundos. ¿Cómo podía ser? ¿Qué estaba viendo? ¿Acaso estaba soñando? ¿Sería una reacción extraña a los medicamentos? Me dejé llevar. Con los ojos cerrados, seguía concentrada en la meditación, nunca había sentido tanta serenidad. Después, mi yo racional irrumpió y pensó que, ante tal honor, debía dialogar con ellos. A lo mejor nunca más me volvería a suceder y entonces me dejé llevar. Les agradecí mentalmente que estuvieran ahí conmigo, acompañándome. A María por no haberme abandonado, a San Judas por cuidar de mi salud y a Jesús por enseñarme el poder de la caridad y la humildad. Les pedí que me liberaran del peso que estaba cargando.

Esta visión permaneció durante varios minutos. La sensación de sus brazos, rodeándome la cintura, fue indescriptible e inolvidable. Entonces de la misma manera espontánea como había empezado, la presión cesó y mis tres visitantes se desvanecieron.

Me quedé inmóvil por lo menos diez minutos más. Me concentré en la masa y deseé que se fuera para siempre. Entonces, abrí los ojos, sin terminar la meditación. No podía contener mi emoción por más tiempo. Tomé un pedazo de papel, y aunque no soy una artista plástica –no puedo ni rayar cuatro líneas bien–, recreé la imagen de María que acababa de ver. Quería recordarla. Entonces corrí a compartir lo sucedido con mis seres queridos.

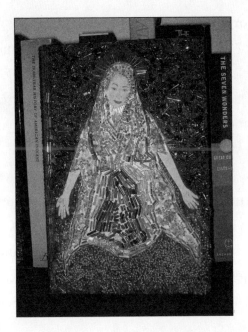

Al día siguiente, tenía cita nuevamente con la ginecóloga. Le pedí que me hiciera un ultrasonido antes de tomar la decisión final y resolver si me dejaba guiar por mi voz interior o seguía adelante con la cirugía.

La especialista empezó el examen y cuando llegó al área donde estaba la masa sospechosa, no pude dejar de sonreír. Le dio varias vueltas a la zona. Chequeó los apuntes del examen anterior y revisó con cuidado la imagen en la pantalla sin dejar de recorrer nuevamente la zona. En este punto me sonreí más duro.

–¿Qué pasa? –me preguntó, sorprendida con mi actitud.

–¿No aparece, verdad? Le dije.

–De hecho… no. Esperemos un momento mientras busco a alguien más para que nos ayude a revisar.

–No hay problema.

No me tuve que hacer la histerectomía y mis niveles de estrógeno se nivelaron utilizando otros medios. La masa nunca volvió a aparecer.

Reason to Believe

Saw a vision in the middle of the day
reality slipped a million miles away
as my mind wandered its spirit embraced me
and brought me closer to this reason to believe
got a handful of burning questions
living with the burden of good intentions
having spent years reading between the lines
hoping something would stir my mind
I've been looking for a reason
I 've been searching for a way
for a reason to believe for a way to be set free
When I was a girl
and everything was still on my side
the urgencies of certain things were
hugging at my side
now the clock is ticking harder
And the years are spinning by
faster than I should want them to I find myself struggling
against the same old fears
through the years remained true
I've been looking for a reason
I've been searching for a way
for a reason to believe for a way to be set free

Canción escrita y grabada por Soraya, lanzada como parte de su album "On nights like this".

14

Un fuerte dolor en el hueso de mi cadera izquierda, que sentí cuando me dirigía a la nevera a coger un vaso de agua, me hizo colapsar en la cocina de mi casa. La mañana siguiente, en el consultorio de mi oncólogo, descubrí que el cáncer había vuelto. A pesar de todo lo que habíamos hecho, los sacrificios y la nueva vida que me había moldeado, éste había encontrado la manera de recobrar su fuerza y de nuevo invadía mi cuerpo.

No podía ser.

Entonces comenzó otro largo viaje que es ahora mi nueva realidad, mi nueva vida. Algunos meses después, el cáncer ya no estaba sólo en mis huesos sino que se había extendido a mis pulmones y desafortunadamente, a mi hígado. Me atacaba tan rápido como la primera vez.

¿Y ahora qué?

Como siempre, traté de encontrar una forma de seguir viviendo. Pero esta vez me resultó terriblemente difícil. No quería parar. Quería seguir trabajando. Quería seguir adelante con mi vida. Por supuesto, aceptaría el tratamiento, pero el ritmo lo marcaría el baile de la vida. Al menos éstas eran mis intenciones. Estaba tan ocupada –demasiado ocupada– para pensar en lo que me estaba pasando.

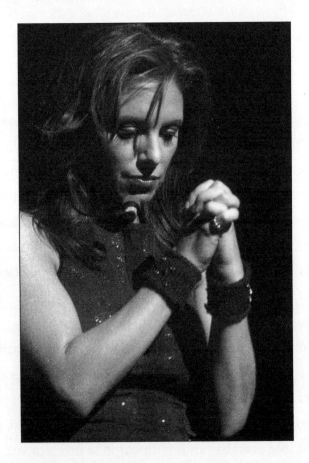

Esta vez fue muy diferente. No tenía ni idea en qué podrían consistir los tratamientos. ¿Qué tanto peor podía ser? No lograba ni siquiera imaginármelo. Aunque sabía que las probabilidades de que esto pudiera pasar algún día eran altas, había mantenido de alguna manera la esperanza de que no iba a suceder. Pero nada puede prepararte –ni siquiera tus propias expectativas– y ahora estaba confundida, en completa negación y sin piso. Estaba congelada.

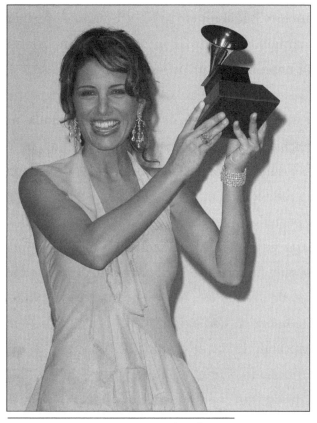

Soraya recibió el Premio Grammy en Los Ángeles.

Ese instinto de lucha que había experimentado en el 2000 no estaba conmigo, al menos de inmediato. ¿Habría habido algún error en el tratamiento? ¿Habría hecho yo algo mal? ¿Habría trabajado mucho, viajado demasiado?

Hasta ese momento, me había sentido bien. Había retomado mi carrera. Había grabado el CD "Soraya" que ganó un premio Grammy y atendido giras por muchos países.

Me consideraba una sobreviviente y, como tal, había encontrado mi voz como abanderada de la lucha contra el cáncer y había tenido la oportunidad de formar parte de maravillosas campañas. Algo más importante aún, había descubierto mi ritmo como ser humano. La felicidad –verdadera felicidad– se había abierto camino en lo profundo de mi corazón. Había espantado de mi vida, aquellas sombras de dolor, que ocasionalmente mostraban su cara. Estaba reconciliada con mi nuevo cuerpo, había redefinido por completo mi existencia. Era mucho más paciente y me había centrado en el simple hecho de estar viva. Con la meditación alcancé a entender que había encontrado la perfección dentro de la imperfección. No soy de las que creen que el cáncer es lo mejor que le puede haber pasado a uno. ¡Ni de loca! Pero las lecciones que aprendí de haber tenido que lidiar con tal cantidad de emociones, fue el regalo que me dejó el cáncer. Mi vida ha sido tan engrandecida, que beber un vaso de agua adquiere la dimensión de una experiencia única. Simplicidad, aprecio y agradecimiento son palabras que repito constantemente.

La nueva noticia me dejó paralizada. Temblando. Pero no permití que las dudas tuvieran larga vida. Rehusé a que los sentimientos de impotencia se apoderaran de mi nuevamente. Lloré, grité que haría lo que fuera necesario. Empecé mi reeducación con los doctores y conmigo misma y simple y llanamente, logré sacudirme. No se trataba de una sentencia de muerte. Yo, más que nadie, debía saberlo. ¿Entonces por qué diablos estaba actuando como si no hubiera nada que hacer?

Decidí asumir de frente la nueva situación. No podía darme el lujo de mirar atrás. Necesitaba puyar mis talones y actuar pronto. Necesitaba armar una nueva estrategia. Tenía que ser flexible, sin fijarme propósitos fijos. La prioridad, calidad de vida y capacidad para vivir el tiempo que fuera de la mejor manera posible. Tendría que aprender mucho más y saltar a un estadio superior.

Me había convertido, en cierto sentido, en la imagen de la lucha contra el cáncer de seno en algunas comunidades. Personificaba la esperanza y el poder de cumplir con las máximas expectativas. Había compartido mi historia con millones de personas, en muchos idiomas, y sabía que en más de una ocasión ella había hecho que alguna mujer se preocupara por su salud. Eso lo justificaba todo. Tenía ahora algo aún más importante que decir, pero no estaba preparada para hacerlo. No me sentía capaz de hablar de mi recaída.

Me estaba yendo bien en mi carrera musical, pero desgraciadamente, por lo menos para el mercado latino, el cáncer de seno era una carga y si revelaba que estaba enfrentándolo nuevamente, me habrían estigmatizado para siempre como un bien deteriorado. Dentro de la industria disquera había quienes pensaban que insistir en mi condición de sobreviviente podía afectar mi *sex-appeal*

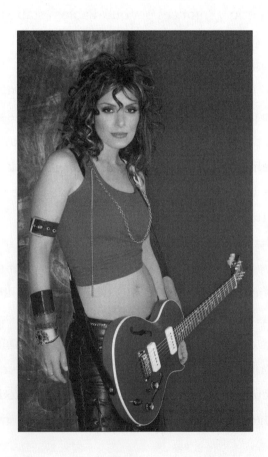

y resultar nocivo para las ventas de mis discos. Lo cierto es que nunca dejé de hacerlo.

Si ahora anunciaba mi recaída, el nuevo CD en el que había estado trabajado tan duro, "El otro lado de mí"/ *"The Better Side of Me"* habría sido archivado y se habría cerrado el último capítulo de mi carrera musical. Éste era el segundo CD desde que mi primer diagnóstico en el 2000 descarriló temporalmente mi carrera y contenía, para mí, mis mejores canciones. Necesitaba seguir trabajando no sólo por mí sino también para poner un punto; enseñarle a los ignorantes dentro de la industria que la gente con cáncer también podía ser exitosa.

El avance de los tratamientos logra que, en algunos momentos, pareciera como si no se estuviera pasando por ellos. Mirando hacia atrás, recuerdo que logré sostener

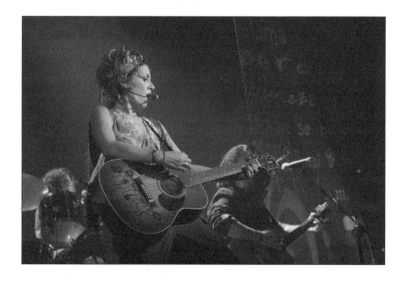

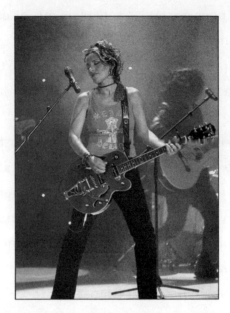

giras promocionales y conciertos hasta de dos horas en pleno tratamiento.

También quería ser un ejemplo para las mujeres que padecen de cáncer y, al fin de cuentas, para las mujeres en general. Quería alcanzar algunas metas y después revelarle al mundo entero que lo había hecho todo mientras enfrentaba los tratamientos para combatir el cáncer. Tenía esperanzas en que ese mensaje le daría a muchas un pequeño empujón para no rendirse y encontrar la manera de seguir sus vidas en medio del caos.

Pero esas no fueron las principales razones por las cuales no revelé inmediatamente mi recaída al público como en el 2000.

Emocionalmente, estaba en medio de demasiada confusión. Siempre prefería ordenar mis pensamientos, antes de exponerlos de frente, además me daba la oportunidad de sentirme más libre. Hablo sin libreto. Hablo desde mi corazón; reacciono y adquiero mi ritmo dependiendo de las expresiones de energía que reciba en el público. Pero sólo logro hacerlo una vez me haya liberado de mis inseguridades. En esta ocasión, todavía no había alcanzado ese estado interior. Tenía que, una vez más, pero de diferente manera, volver a lidiar con mi mortalidad y con tomar decisiones sobre mi calidad de vida.

Una vez el cáncer llega a esta etapa, se deja de perseguir la cura para pasar a extender el tiempo. Tenía esto claro y no estaba dispuesta a mantener la fórmula de que no optaría por "tener más tiempo sin importar el precio". Claro que quería tiempo, el que estuviera dispuesto para mí, pero necesitaba poder sentirme viva. Mientras estuviera viviendo –realmente viviendo– continuaría adelante con cualquier tratamiento. Mi médico ya me había advertido que estábamos a punto de entrar en aguas turbias. Ensayaríamos con un tratamiento y esperaríamos a que funcionara. Si no sucedía, entonces buscaríamos otro. Si ese daba resultado, lo usaríamos hasta que dejara de hacerlo y entonces, encontraríamos el siguiente. Con suerte, no nos quedaríamos sin opciones.

He intentado muchos, muchos protocolos en este ciclo del tratamiento, pero todavía estoy aquí. Hasta ahora no se nos han agotado las opciones y eso para mí ya es un milagro, porque algunas sólo han durado un par de meses. Pero al menos he tenido ese par de meses. Es una psicología extraña lidiar con esto pero no tengo otra. Es un recurso para poder entender las cosas mejor y aceptarlas. Cuando no hay más salidas, abrazas lo que te queda con amor y aprecio. Aprendes a gozar el momento, desde reírse con un ser querido, oler el aroma de una comida deliciosa, sentir un viento cálido contemplando tu rostro, hasta grabar en tu memoria cada pequeño detalle de la sonrisa de un niño y el tono de sus risas en la banda sonora de tu vida.

Tomar conciencia de esto no fue inmediato. Me tomó meses encontrar esta paz interior. Pasé días y noches enteras balanceándome en el camino recorrido. Por primera vez en mi vida acaricié los límites de la depresión. Me acerqué peligrosamente a ese vacío oscuro que yace en el centro de mi alma

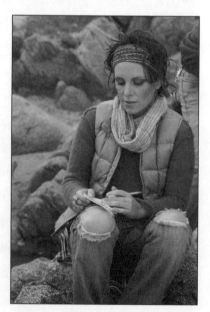

y que me ha acechado a lo largo de toda mi vida. Lloré más lágrimas de las que pensé me fuera posible. Grité, mi temperamento se volvió débil y lo peor de todo, tuve que enfrentarme a algo nuevo: constante dolor e incomodidad. Ahora sí me sentía realmente enferma. Mi hígado se había agrandado, presionaba toda mi zona abdominal y un dolor indescriptible venía desde el centro de mis huesos. Desgraciadamente, el cáncer se había regado así que el dolor venía de todas partes. El pelo empezó a caerse nuevamente, estaba asustada y a punto de perder la cordura.

A finales del 2005 decidí alejarme de lo mío: mi carrera musical, mis conferencias públicas, todo. "El otro" había sido presentado y lo había promovido por Estados Unidos y Latinoamérica durante un año, y algunas de las canciones estaban funcionando bastante bien; había vuelto a los shows completos con tacones altos, y sobre todo con ese CD habían probado lo máximo, que era poder seguir viviendo a tope, teniendo cáncer. Pero con el año a punto de cerrarse, necesitaba tiempo y espacio para recuperarme. Soy muy consciente también de que mi tiempo no es eterno y quiero pasar la mayor parte de él rodeada de mis seres queridos, no en aviones ni en habitaciones de hotel. Entonces, una tarde en que me sentía más débil que nunca, me ocurrió algo maravilloso e indescriptible.

Apenas me recuperaba de la última ronda de quimioterapia que hubo que interrumpir porque no ya no funcionaba. Mi médico buscaba hasta debajo de las piedras otras
alternativas terapéuticas. Estaba cansada. La hinchazón
en mi estómago además de incómoda, anunciaba el rudo
deterioro de la calidad de vida para alguien que había sido
tan activa como yo.

Como lo había hecho en el pasado, me refugié en mis
seres queridos e interioricé. Medité y recé. Al final del pa-
sillo de mi casa, tengo una linda e imponente imagen en
arcilla de la Virgen de Guadalupe. A su lado, una vela de
San Judas permanece prendida. La visito y le rezo en si-

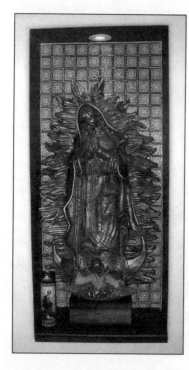

lencio varias veces al día. Esa
tarde, me paré al baño para
prepararme para acostarme.
Mientras lavaba la cara eché
un vistazo al espejo. Para
mi asombro, vi el reflejo de
una figura geométrica en mi
hombro exterior izquierdo.
Observé con detenimiento
e identifiqué un cuadrado,
como si se tratara de un di-
bujo hecho con un marcador
blanco en el brazo. Sólo por
curiosidad examiné mi hom-

bro derecho y el círculo perfecto dibujado con el "mismo" marcador estaba también allí. Extraño.

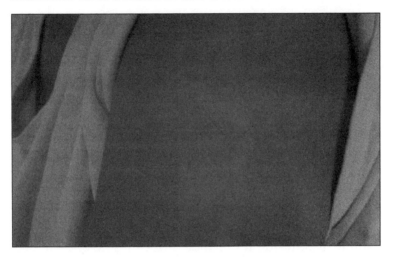

Afortunadamente no estaba sola y tenía a quien mostrarle. "¿¡Qué es ésto...!?", pregunté. Los cuatro amigos estábamos reunidos alrededor de la mesa de la cocina, cuando uno de ellos algo observó un cambio en mi bícep interior izquierdo. Aterrados vimos cómo aparecía dibujado un círculo. Pocos minutos después, un cuadrado aparecía en mi antebrazo derecho. No estaba asustada pero sí un poco preocupada, mientras una profunda calma se apoderaba de mí.

La mañana siguiente llamé al doctor y le pregunté si se trataba de algún extraño efecto secundario producto de los medicamentos o si alguna condición dermatológica estaba estimulado este arte corporal. Negó ambas posibilidades.

Ahora, tres meses después, las marcas siguen en mi cuerpo. Empiezan a borrarse pero siguen ahí. Hablé con una señora, muy apreciada por la madre de mi mejor amiga, que vive en Argentina. Es clarividente. Nunca nos habíamos conocido pero ella sabía de mí por mi carrera y por la relación con la madre de mi amiga. Desde mi primer diagnóstico, ella ha tenido varias visiones sobre mí. No soy muy creyente en estas actividades, así que para mí esta mujer es excepcional. Cuando me sentía triste o débil, me veía como un delicado cristal que había que proteger. Y lo decía sin contar con información previa. Reciente- mente, después de mi recaída y después de que fallaran dos tratamientos, sentí que se me esfumaba la esperanza, como el aire de una llanta pinchada. Deprimida y perdida, me preguntaba, ¿cuánto más voy a resistir? ¿Cuánto más soportaría mi cuerpo y valía realmente la pena? Preguntas muy difíciles que debía resolver en mi interior y que no había hablado con nadie.

Esa noche la madre de mi amiga y su amiga vidente conversaron. Mi ángel clarividente le había mencionado con anterioridad que había tenido una nueva visión mía, y que esta vez se trataba de algo serio. Le advirtió que al- guien tendría que intervenir porque yo me estaba dejando morir. Física y espiritualmente. Me veía cansada con tanto dolor y sufrimiento físico y con deseos de suspender el tratamiento. Consideraba que éste no era un buen camino a seguir. Sin que yo hubiera hablado con nadie, ella, a miles de kilómetros de distancia, se colaba en las grietas de mi alma.

Una mañana, poco después, le mostré a la madre de mi amiga las marcas en mi piel, ella me pidió permiso para mencionárselo a su amiga argentina. No recibió respuesta inmediata. En una charla sobre otros asuntos, la argentina la interrumpió abruptamente y le dijo que estaba teniendo una visión similar a las anteriores. Yo quería oírlo directamente de su voz, así que llamé a la clarividente y la escuché por primera vez. Después de un breve saludo, me describió mis sentimientos interiores y físicos. Con el altavoz puesto, dos de mis grandes amigas se sentaron a mi lado a escuchar. La vidente habló incansablemente hasta que llegó a las marcas. No pude evitar que rodaran lágrimas por mis mejillas porque estaba tocando una parte de mí que sólo yo conocía.

En sus visiones, que habían sido varias, veía a un cacique, que es el jefe anciano de una tribu. No lograba identificar su procedencia, pero le reconocía la piel oscura y le resultaba semejante a un esquimal. Estaba sentado al pie de una piedra muy grande tallándole círculos y cuadrados. Con cada uno de sus martilleos, sus ojos se iluminaban como estrellas brillantes. Él buscaba comunicarse conmigo, pero ante la falta de respuesta, había decidido mandarme un mensaje a través de las marcas en mi piel. Vislumbraba mi delicado estado de salud y la manera como me estaba dejando ir poco a poco. A través de estos símbolos que representaban la unidad del cuerpo y el espíritu, quería recordarme que tenía mucho más por vivir. A través de mi vida, había ayudado a muchas personas, sin que la mayoría de las veces, yo fuera consciente de ello. Quería recordarme el valor de mi vida.

Él sabía que me había olvidado todo esto y que ahora estaba completamente consumida por el agotamiento que lenta, pero poderosamente, me alcanzaba. Necesitaba ser fuerte y paciente porque todavía no era mi momento de partir. No estaba ni cerca de ese momento.

Yo necesitaba creer en esto y aferrarme a la vida. Necesitaba de alguna manera encontrar esa luz dentro de mí y dejarla guiarme fuera de esta negra oscuridad. En su visión, veía al cacique intentando decirme que mi hora aún no había llegado. Me lo repetía. Los símbolos, tenían como función recordármelo y alejarme de la idea de dejarme ir. Entré al internet a buscarle explicaciones a estos símbolos y todo me corroboró que se trataba de un mensaje místico, pero a su vez real.

Miré mi hermoso arte corporal y sonreí. Hay cosas más poderosas que nosotros y yo estoy agradecida porque parece que muchas de ellas están cuidándome.

Live life

I know the time has come
To rebuild all that's come undone
I know there's got be
More than my eyes have let me see
I'm sending a note to myself
That it's up to me and no one else
I want to believe
I can still fly
I won't let life just pass me by
I've given it all
But now is the time
To show some respect to this hero inside
Inside I'm a dreamer
Inside I'm a child
Inside I am worthy
To live a life full of life
Inside my heart and mind
Grows the love I've been able to find
I've survived stumbles and falls
Losing my step but never letting go
I'm leaving a message for me
That it's time to spread my wings
I want to believe
I can still fly
I won't let life just pass me by
I've given it all
But now is the time
To show some respect to this hero inside
Inside I'm a dreamer
Inside I'm a child
Inside I am worthy
To live a life full of life

15

Aunque estar viva se ha vuelto mucho más complicado, vivir se ha vuelto más simple en cada minuto. No es fácil organizar tu vida en torno a citas médicas, horarios de tratamiento, pruebas y efectos secundarios. No es fácil tratar de hallar la forma de hacer lo que quieres y debes hacer, por encima de las limitaciones que intentan retenerte. No es fácil oír a tu médico decir que otro medicamento ha fallado para controlar el cáncer. Pero se ha vuelto fácil reír con un amigo, disfrutar de una comida deliciosa, bailar, tomarse de la mano, sentir el césped bajo los pies descalzos y caminar en él. Esos son los momentos más valiosos. Momentos para ser, simplemente ser. Esos intervalos de tiempo se han convertido en los que más atesoro.

Posibilidades. Esperanzas. Son las que hacen que esto sea llevadero y me permiten creer. Acaricio la posibilidad de poderme recuperar. Me regocijo con la posibilidad de que toda esa mezcla que hay en mí me haga evolucionar para ser una mejor persona de lo que era hace unos minutos. Existe la posibilidad de que todo cuanto he vivido, lo hermoso y lo difícil, hayan sido bloques de construcción y que ninguna experiencia ni ningún momento de mi vida en este mundo hayan sido en vano. Y la esperanza. Bueno, ¿qué queda cuando se termina la esperanza? Sin esperanza nada tiene un propósito. Incluso cuando se tiene una buena vida, colmada de felicidad y realización, la esperanza es la que nos empuja para hacer que todo esto dure lo máximo posible. La esperanza es la que nos hace continuar luego de haberse roto el equilibrio perfecto, permitiéndonos creer que quizá volveremos a reposar en él.

A medida que mi cuerpo se desgasta más y más, y que mis acciones requieren mayor revisión, mis pensamientos se vuelven más vivos y me parece entender todo mejor. Cuanto más dolor físico enfrento, más debo adentrarme hacia mí misma para hallar la forma de manejarlo y no simplemente rendirme. Al mismo tiempo, a medida que aumenta el número de mis actividades habituales que ya no puedo hacer, parece como si hallara otras nuevas igualmente agradables o incluso más satisfactorias. ¿Qué más da entonces si ya no puedo correr tres millas? Puedo nadar. Puedo hacer estiramientos. Y si ya no puedo ir a un gimnasio a levantar pesas, puedo en cambio alzar a un bebé y sostenerlo en mis brazos.

Pero a veces es mucho lo que hay que soportar. Las lágrimas caen de mis ojos cansados porque el dolor dificulta hasta la respiración. Detesto la idea de tomar medicamentos para el dolor así que a veces soporto más de lo debido. A veces simplemente grito a todo pulmón. Grito, doy puñetazos y hago ruidos, como un eco de la ira sin sentido que se agita en mi interior. Gruño hasta hallar alivio para este monstruo. Lo que se siente es espectacular. Siempre he sido tranquila, y hallar esa voz que grita ha sido un verdadero progreso. Cada día encuentro la forma de liberarme más y más del molesto peso de mi cuerpo físico. Al mismo tiempo me aferro a mi propia alma puesto que ella se ha convertido en mi única verdad.

Cuando estoy allí no siento restricciones. Es la liberación de todas las liberaciones. ¿Qué temor puedes albergar cuando has hallado tu camino hacia lo que será tu máximo estado? Ahora estoy viviendo desde lo interno. No importan las opiniones de los demás. Mientras esté de acuerdo con mi voz interna, todo está bien. Ya no soy quien creí ser, pero diariamente estoy más cerca de ser la mujer que creo poder ser.

Tras haber sido una persona realizadora durante toda mi vida, he tenido que aprender y reaprender muchas cosas. La más importante es que la vida tiene sus propios planes y que depende de nosotros estar a tono con ellos. Las metas y logros son en su mayor parte creaciones artificiales inventadas para organizar nuestro tiempo y energía. Vivir en aras de la vida misma es la máxima realización posible. No por eso soy ingenua. Por supuesto que sé que hay que ganar dinero, pero he visto una y otra vez que lo que irradies, esa energía, ese amor que proyectes, regresarán a ti. Te convertirás en la persona que crees poder ser, no en la que se supone deberías ser.

Algunas veces se torna difícil soportarlo. Brotan lágrimas de mis ojos cansados no puedo respirar bien por el dolor. Aborrezco tomar analgésicos, así que a veces lo aguanto. Grito con la fuerza de mis pulmones. Grito, pego y hago ruidos que son como el eco de la rabia insensata que guardo dentro de mi. Gruño hasta que le encuentro alivio a este monstruo. La sensación es espectacular. Como siempre he sido alguien silencioso, encontrar esa voz fuerte ha sido toda una liberación. He logrado, día a día, alejarme más y más del peso incómodo que carga mi cuerpo. Me aferro con fuerza a mi ser interior que se ha convertido en mi única certeza.

En este punto, las limitaciones desaparecen. Llega la liberación; la libertad. ¿Qué miedo puede quedar cuando has encontrado el camino de lo que será tu última etapa? Lo estoy viviendo así. No importan las opiniones de los demás. En tanto la voz interior esté en consonancia, todo está bien. Ya no soy quien creí llegaría a ser, pero día a día me acerco a la mujer que creo, puedo ser.

Venía de ser una mujer exitosa que alcanzó las metas que se propuso, así que la tarea fue des-aprender y re-aprender muchas cosas. Lo más importante, saber que la vida tiene su propio ritmo y que la sabiduría está en aprender a seguirle el paso. La metas y los logros son una creación humana para organizar el tiempo y la energía. Vivir por el puro placer de vivir es lo fundamental. No estoy siendo ingenua –sé que el dinero es necesario– pero he visto con la vida que aquello que transmitas, la energía, el amor que entregues, se te devolverá con creces. Para convertirte en la persona que crees poder ser, y no en la persona que se supone ser.

Y entonces, por supuesto pienso en ellas.

Nayibe, Yamila y América.

Su sufrimiento pavimentó el camino a mi supervivencia. Lo que hoy me ofrecen los doctores y las alternativas médicas futuras, es aquello por lo que mamá rogó por años. La tía América se sacrificó para que yo recibiera tratamientos que no atentaran contra la calidad de vida. Estas mujeres no tuvieron las oportunidades que yo tuve. Ellas no consiguieron el apoyo que yo siento en cada paso que doy. No contaron con nadie que les dijera que las cosas saldrían bien porque nadie en sus vidas pudo encontrar las palabras que necesitaban oír. Nadie pudo detenerse a fondo, para sentarse en silencio a su lado con ellas. El silencio les habría permitido escuchar sus corazones rotos y el susurro de sus almas las habría guiado a descubrir lo que realmente necesitaban en ese momento. En ese sentido yo he tenido mucho más suerte.

En honor a ellas me seco mis lágrimas.

Pienso en las miles de sobrevivientes que he conocido y que me han recordado lo afortunada que soy. Recuerdo sus historias, sus miedos y esperanzas y me centro en una mujer en particular. Tenía unos sesenta años. Mientras esperaba en el consultorio del doctor la aplicación de la siguiente dosis de quimioterapia, empezó a conversarme.

–¿Sabías que vengo desde los Cayos?

–No, eso debe ser muy duro para ti– le respondí.

Estábamos en Miami, debía realizar un recorrido de dos horas desde su casa.

Silencio.

–¿Sabías que me dieron seis semanas de vida?– me dijo, rompiendo el silencio.

Tragué saliva.

Respiré.

–Me da mucho pesar escuchar eso. Honestamente no sé qué decir. Me da tanta pena... –respondí con extrañeza.

Algo se le encendía en su interior mientras me miraba directamente a mis ojos. Se cogió la cabeza y soltó una carcajada con una picardía que todavía me retumba.

–Ay! Querida... ¡Eso ocurrió hace veinte años!

–¿Qué?

Respiré.

–Sí, está regado por todo mi cuerpo pero siempre logran salir con algo. La maldita vaina avanza, entonces yo vengo aquí por un tiempo, me dan algún medicamento y el mal regresa a dormir. Se despierta de nuevo, y entonces siento que esta silla esta hecha a mi medida. Y aquí estoy, el tiempo que sea necesario. Mientras no se me blanqueen los ojos, aquí regreso. Ha sido duro, pero no estoy limitada a respirar. ¡Estoy viva!

Me dio esperanza. Resumió lo que necesitaba hacer. Millones de mujeres como ella habían muerto, pero por alguna razón, ella estaba allí presente.

Sería como ella. Creía en la fortaleza de esa posibilidad con la esperanza de poder dejar de lado las dificultades a favor mío.

Estas mujeres son mi inspiración. Trato de recapturar sus voces y entonces... cada vez, el dolor parte, pero se suaviza. Lo acepto y se convierte en el ruido de fondo en una calle congestionada. Lo oyes pero no te concentras en una sola conversación o en un ruido específico. Dejas correr tus pensamientos debajo de esa nube de estruendos confusos.

Visualizo a la próxima generación de mujeres porque es mucho lo que pienso en ellas también. Dejemos que la ciencia actúe por prueba y error en nosotras, las que enfrentamos la enfermedad hoy, para que dentro de algunos años aquellas que tengan que oír de un oncólogo las cuatro palabras –tiene cáncer de seno- escuchen la frase con menos horror. Esperemos que en un futuro, sea un simple inconveniente y que pueda curarse o controlarse sin arrebatar la esencia de las mujeres. Que pueda ser tratado sin rebanar ciegamente su cuerpo. Esperemos que estas amputaciones bárbaras pasen a ser una lección para aprender en los libros de medicina acerca de un tratamiento que se usaba en el pasado. Ojalá todas estas mujeres puedan vivir una vida sin tener que mirar por encima de los hombros.

Entonces me levanto. Resurjo. No dejaré que me doblegue. Por el bien de esas mujeres y por mi propia perseverancia, no voy a rendirme. Con el sudor de mi frente, la meditación y la música trabajaré muy duro y maldeciré si no logro darle la vuelta a esta enfermedad. Cuando algunas veces, me siento fatigada, aún más allá de lo razonable, me dedico con energía al jardín. Me adhiero a la tierra y me entrego a mis flores y vegetales. Estoy conectada. Nado, monto bicicleta o hago ejercicio en mi caminadora ¡sólo para sacudir mi cuerpo y demostrarle que todavía soy yo la que mando! Me pruebo a mí misma, que aún puedo hacerlo. O que al menos, todavía puedo intentarlo.

Sin embargo esta lucha es implacable. Sólo por algunos instantes tengo la oportunidad de salir a respirar aire fresco porque después debo regresar a colocarme la máscara para proteger ese destello de luz dentro de mi. Y entonces me aferro fuerte a esos buenos días, que a veces son sólo buenas horas, y si estoy afortunada son buenas semanas. A veces deseo que las cosas hubiera sido de otra manera, e incluso me pregunto cómo habría sido eso. Quizás he dejado las cuentas canceladas para la próxima vez o, tal vez, esto, simplemente no importe. Son pensamientos inútiles, así que intento que no permanezcan mucho tiempo en mi mente. Regreso a mi vida. Ésta fue la que me tocó y no puedo hacer nada distinto a lidiar con esta enfermedad.

A menudo comparo la vida con una vela. En mi casa las hay de todos los tamaños, formas, colores y esencias. El olor de algunas tiene efecto hipnótico, pero se esfuma rápidamente. Otras pueden consumirse lentamente sin que su aroma se filtre en el aire del cuarto. En otras, la mecha no logra prenderse. Vacila, sin conseguir una llama fuerte. Comparten todas una debilidad común: estar a merced del viento. Una simple ráfaga puede apagar su luz. Por más protegidas que estén, eventualmente, acabarán extinguiéndose. Nosotros también somos así. No sé por cuánto tiempo mi llama podrá mantenerse encendida, aunque haya peleado con todas mis fuerzas y todos mis recursos para protegerla del viento que pasa. La falta de fe, un miedo aplastante o un agotamiento agudo, son como dejar una ventana abierta invitando a que pase una brisa indeseada. Tengo que detenerme rápidamente y pararme a cerrar las ventanas.

Sé que mi luz no sólo es brillante, sino que además se filtra en el aire del cuarto. Mi pasión por vivir, sentir y amar es mi aroma. Mi determinación es mi llama.

La información médica me dice que mi futuro es desolador. A no ser que pase un milagro, el cáncer seguirá esparciéndose por todo mi cuerpo. Felizmente, el tratamiento podrá detenerlo un poco. Si la enfermedad progresa como se supone que va a hacerlo, terminaré siendo sólo un susurro de lo que alguna vez fui. Aun así no puedo eliminar que algo sorprendente me suceda.

Ya he sido esa excepción a la regla que mueve la curva estadística en otra dirección. Planeo que esto no cambie. No veo por qué no pueda seguir manteniéndome de la manera en que lo he hecho todo este tiempo. No veo por qué no puedo ser ese cuerpo en el cual el cáncer no avanza como "debería". No veo por qué debo dejar de creer en milagros. Cada momento, cada instante que pasa, hay alguien en algún lugar a quien se le ocurre un tratamiento mejor. Yo ya me he beneficiado tremendamente y todavía sueño con que un día voy a recibir una llamada de mi doctor pidiéndome que vaya, pues ha encontrado la manera de erradicar con el cáncer para siempre. No es una idea tan descabellada y es mi sincera intención cumplir esa fantasía.

Con cada reto que confronto, me acerco más y más a un lugar interior inexplicable. ¿Qué tal si envío a mi mente al punto donde yo pueda seguir peleando contra esta enfermedad?

No estoy tratando de ver cuántos años puedo evitar lo inevitable, más bien estoy tratando de probarme que lo que me enseñó mamá y lo que he hecho de mi vida fue lo correcto. No se trata de vivir un *status quo*. No se trata de vivir por lo que se espera de ti. Si hubiera hecho eso, nunca habría triunfado como artista y no hubiera tenido el valor de hacer ni la mitad de las cosas que he hecho. Seguramente también, ya me hubiera muerto.

Realmente se trata de vivir como eres y ser guiado por la persona que crees puedes llegar a ser. Soy fuerte. Soy imperfecta. Soy talentosa. Estoy enferma. Pero también creo que soy valiente. Creo que soy bella. Creo que mientras el cáncer se mueve por mi cuerpo, otra parte de mí sana. Creo que soy valiosa. Creo que tengo mucho más para dar y mucho más por vivir.

Como me lo recordó mi cacique, yo me he portado bien en la vida. Tal vez nunca sabré con exactitud cuántas vidas he tocado o a cuántas he ayudado en su camino, pero debo tener paz interior al saber que voy a dejar este mundo habiendo ayudado a que fuera un poquito mejor del que era antes de que yo naciera. Un héroe no tiene que ser famoso, rico ni talentoso. Los héroes, a través de su humildad transparente y sus acciones sin egoísmo, dejan una marca en sus hijos, en su comunidad y consecuentemente en el mundo. Todos podemos ser héroes. Mientras mis pulmones me dejen respirar, mi mente me dé la claridad para pensar y mi corazón me permita amar y ser amada, nada más importa. Una vez pierda eso, en ese momento y sólo en ese momento, me dejaré ir.

Mientras miro los cuadrados y círculos pintados en mi piel sé que me ha llegado la hora de recoger lo que sembré. Se muy bien que esta cosecha de dignidad y tolerancia ha crecido durante generaciones. Muchas manos han labrado esta tierra. Ha sido fertilizada con lágrimas de dolor y de felicidad. Después de las sequías y las inundaciones, el tiempo es el apropiado y una gran calma ha aflorado en medio de esta tormenta eterna. Yo soy la afortunada que consigue revelarla en medio de su delicadeza. He sentido la tierra en mis uñas, he olido el aroma de mi cosecha cuando le corto sus raíces y consigo, con gusto, tenerla en mis manos. He sentido la tierra cálida cuando me paro en ella descalza y me detengo a comer lo que he cosechado. Disfruto y mastico todo lo que ha sido en mi vida, todo lo que podré ser, todo lo que ellas fueron, y todo lo que ninguno de nosotros llegará a ser.

Quiero morir con mi cuerpo, esta guitarra vieja tiene las cuerdas rotas por todas partes. Con una cuerda reventada, puedes tocar acordes y melodías. Con dos cuerdas dañadas, puedes tocar una tonada. Con tres, bueno, empiezas a tener problemas. Perder una más exigirá de ti *extrema* creatividad. Sin embargo, todavía se puede hacer música hermosa incluso tan sólo con una cuerda y una guitarra reventada.

Mi madera está agrietada, pero sigue siendo pura, y aún tengo recuerdos de los grandes logros que alcanzó este instrumento. Pero sé que tan pronto se reviente mi última cuerda, me perderé en el universo donde no hay cuerdas rotas y detrás de mis ojos cerrados, la vida será como debe ser. Inhalo. Exhalo. Ese aliento es mi ritmo. Escúchalo moverse a través de tus pulmones y a través de tu garganta. Es tan hermoso. Llega entonces una melodía y sí, ahí están las notas flotan sobre mí, me sonríen como cuando era una niña empezando a descubrirlas. Tal vez estoy soñando. Tal vez no. La vida me ha llevado por un sendero largo y curvo y ahora tengo mis pies en la tierra y a mis *angelitos* conmigo. Pienso que me sentaré y entonaré una canción. Pienso que debo hablar de la esperanza, de la dignidad y de la gracia: un espejo de la vida que estas mujeres que conocí y amé, vivieron. Sé que aún les puedo cantar, aún con las cuerdas rotas.

Epílogo

En noviembre de 1995 organicé un almuerzo de trabajo con una nueva artista contratada por *PolyGram Records*, la compañía musical para la que yo trabajaba en ese momento. Sabía muy poco sobre esta artista, pero habiendo escuchado su CD unos pocos días antes, sabía que era una verdadera música. Ahora, como director de mercadeo internacional de la compañía, necesitaba ver si tenía la fortaleza para lograr éxito en el negocio de la música. No tenía idea de que estaba conociendo a alguien que iba a tener un impacto tan importante en mi vida. La artista era Soraya. Desde ese día hace diez años y medio compartí con ella su pasión, determinación, fortaleza y amor por la vida y la música. Era joven, hermosa, talentosa, y aun en ese entonces, estaba decidida a dejar su huella en este mundo.

Fue la primera artista bilingüe que lanzó un CD simultáneamente en inglés y español. *On Nights like this/ En esta Noche.*

La disquera *Island Records* hizo el mercadeo para la versión en inglés y *PolyGram Latin America* trabajó la versión en español. El éxito fue inmediato y para finales de 1996 había logrado el estatus de superestrella.

Aun ahora me sigo sorprendiendo de su fuerza física y mental. Era poder puro. Las giras promocionales para presentarse en programas de TV o en algún otro evento, la llevaban a Argentina al comenzar la semana y el fin de semana ya estaba en Alemania. Pasaba más tiempo volando que en casa. Nunca se quejó, ni siquiera cuando se desmayó de puro agotamiento en Nueva York mientras filmaba uno de sus videos musicales, ni cuando la hospitalizaron en Argentina después de una presentación que hizo sufriendo un terrible reflujo.

Todos en la compañía disquera, incluyéndome a mi, pensábamos que era invencible. En su primera visita a Ciudad de México, fuimos al mercado artesanal donde compró un anillo con la "S" de Superman. Nunca se lo quitó. Claro está que la "S" no representaba a Superman sino a Sori, como la llamaban las personas cercanas a ella.

Un CD vino después del otro, tal como se acostumbra en la industria, y después de mucho tiempo compartiendo trabajo y vida, nos convertimos en muy buenas amigas. Pero entonces, en el 2000 nuestro conejito vigorizante enfermó. Recuerdo la llamada desde Colombia. Instantáneamente pasé de ser la ejecutiva de una compañía de música, a convertirme en su aliada en su lucha contra el cáncer de seno. Yo también trabajaba en Miami, entonces pude acompañarla a esa primera cita. Mientras que otros en la industria de la música meditaban sobre qué hacer y tuvieron eventualmente que continuar en sus trabajos, un par de compañeros suyos cambiamos nuestras vidas y decidimos nunca abandonarla. Me enorgullezco de decir que Sori jamás tuvo que asistir sola a una cita médica.

Nosotros superamos esa tormenta –la quimioterapia, la cirugía, la radiación, y la recuperación. Nos convertimos en un equipo con la misión de volver a estar saludables y lo logramos.

Justo cuando las cosas estaban regresando a la normalidad, irónicamente, en mayo del 2001 encontré una masa en mi seno. Cuando le conté a Sori, dejó todo de lado y se convirtió en mi apoyo. Me devolvió con creces lo que yo había hecho por ella, multiplicado por dos. Mientras que el cáncer de Soraya era raro, hereditario y muy agresivo, mi diagnóstico fue muy diferente, de alguna forma un típico cáncer de seno 1 cuando se encuentra en una etapa temprana.

Me extirparon la masa (lumpectomy) através de un procedimiento ambulatorio. Como precaución pasé por cinco rondas de tratamientos de quimioterapia y radioterapia. Mi experiencia no era comparable a la que tuvo que soportar Soraya, pero nuestro vínculo se hizo más fuerte. Y aunque ella contaba con suficiente motivación para expresarse públicamente, el hecho de que una amiga (también menor de cincuenta años) padeciera el mismo mal, reforzó la urgencia que ella sentía. Pero bueno, suficiente de hablar sobre mí, ¡de lo que se trata es de Sori!

Entre presentaciones y compromisos para dictar charlas, ella empezó a trabajar en este libro ya en el 2001. Lo acometió con la misma pasión y tenacidad que le ponía a su música. Recuerdo que mecanografiaba por horas. Y luego un día se despertó sintiéndose realmente fuerte y de nuevo la música y el deseo de actuar se apoderaron de ella y deseó recuperar su carrera. A principios del 2002 empezó a escribir canciones para su álbum nuevo y nos dedicamos a conseguirle un nuevo contrato de grabación y una compañía de mercadeo que le ayudara a divulgar sus mensajes de detección temprana y esperanza. Grabó su cuarto CD y simplemente lo tituló "Soraya". Era un himno triunfal, su forma de gritar que estaba viva y lista para enfrentar lo que le llegara.

Alcanzar el éxito en la industria de la música no es fácil, pero ella llegó nuevamente a la cima, con lo que se demuestra la determinación y la excelencia que definían a Soraya. Ganó un Grammy Latino por el mejor álbum de un canta-autor *(Best album by a singer/songwriter)*, compitiendo contra algunos de los mejores compositores en idioma español.

Empezó a viajar de nuevo, con un itinerario aun más apretado. Junto con la promoción de su CD, se había comprometido con su causa y había lugares donde debía asistir en representación de la Fundación Komen, General Mills Yoplait, Sanofi-Aventis y muchas organizaciones de lucha contra en cáncer en América Latina. Daba discursos, visitaba hospitales y fue con los *mammovans* (furgones acondicionados para realizar mamografías) a tiendas y supermercados. Aprovechaba cualquier espacio que le permitiera comunicarse e insistir en que si el cáncer se detecta tempranamente, puede ser vencido.

Soraya logró más de lo que nunca se imaginó. Componía para otros artistas, cantaba, ayudaba a la causa y durante los años posteriores al diagnóstico, tuvo tiempo incluso para construir una réplica de la hacienda colombiana que su tía América tuvo en Cali, donde la familia siempre se reunía. Y luego…

sucedió de nuevo. El cáncer reapareció y esta vez arrasando. Lloramos, nos pusimos furiosas, preguntamos por qué y luego, tal como lo hicimos la primera vez, nos colocamos nuestra armadura de combate, dispuestas a enfrentarlo.

Esta vez, sin embargo, decidió mantenerlo en privado. Sabía que si hacía pública la noticia, interferiría su música, su carrera y su concentración para dar esta batalla. Empezó a recibir quimioterapias agresivas que la hacían sentir peor que antes, pero se sostuvo como toda un campeona. Las visitas al médico empezaron a hacerse más frecuentes y las noticias cada vez peores. Pero no olvidemos que estamos hablando de Soraya. Ella continuó trabajando. No interrumpió sus presentaciones, componía nuevas canciones, lanzó su quinto CD, *El otro lado de mí/ The Better Side of Me,* ayudó a producir un par de pistas para otros artistas, sembró en su casa una huerta de calidad mundial, montaba en bicicleta, actuó en grandes conciertos y finalmente terminó de escribir este libro.

En la presencia de la ausencia, uno tiende a observar las cosas con más detenimiento y a reflexionar. Yo puedo escribir durante horas sobre ese maravilloso ser humano llamado Soraya y lo mucho que logró. Pero ella era tan humana como cualquiera. Se reía de la ironía de vivir expuesta al público, cuando ella misma se consideraba la antítesis de una superestrella. Su frase favorita lo dice todo: "Ser tan humilde...".

Su vida fue demasiado corta. Como yo, su familia, sus amigos y muchos, muchos admiradores se sienten estafados y profundamente impactados por su muerte. Sin embargo, se debe decir que ella nunca perdió la fe o la esperanza. Tuvo días malos y días buenos, y los vivió a plenitud. Era una luchadora.

231

Me siento honrada de haber estado a su lado hasta el final. La vi dar su último suspiro y derramar su última lágrima. La historia se había repetido: ella se convirtió en su madre, en su tía, en su abuela. Lloro aquí sentada, mientras escribo estas palabras. Para mí fue supremamente difícil verla irse. Rodeada por su padre, su tío, su primo y algunos amigos, sus tres perros y en la tranquilidad de su propia casa, vimos cuando retiraron su cuerpo. Siendo como era, tan ella misma, Sori, se quedó con nosotros hasta el final. Nos tomamos de las manos, rodeamos su cuerpo y le agradecimos a Dios haber compartido la vida con ella.

Luego, aunque suene increíble, no había transcurrido una hora después de su muerte, cuando un hermoso pájaro amarillo se posó sobre una de las palmeras frente a su alcoba y emitió un canto tan sonoro que todos nos miramos y sonreímos. Como compositora, Soraya era poeta y existen numerosas referencias en la poesía y la literatura sobre las alas de los pájaros que transportan las almas de los difuntos hasta el cielo. Ella había compartido este pensamiento con nosotros y cuando su primo Bob, un ornitólogo aficionado, nos dijo que el pájaro amarillo era un Oriol y que en los últimos cinco años no había visto otro, no me sorprendí en absoluto.

Este mundo no va a ser el mismo sin Soraya. No porque ya no esté con nosotros, sino porque ella hacía la diferencia. Ella dejó su huella. Ella tocó muchas vidas; ella dio fortaleza a mucha gente. Ella amó, se rio, lloró, conoció el dolor y al final ganó. Ella era y es una ganadora, aunque no consiguiera romper el legado familiar, como esperó poder hacerlo. Su mensaje fue escuchado; su voz llegó a quienes tenía que llegar.

En la celebración por su vida que tuvo lugar sólo un par de días después de su fallecimiento, un amigo cercano contó un cuento que describía a Soraya perfectamente: un niño pequeño fue a la playa y vio la arena cubierta por muchas estrellas de mar de colores radiantes. Empezó a recogerlas una por una y las devolvía al agua. Un hombre pasó y lo vio junto a las estrellas de mar. Se acercó al niño y le dijo que no siguiera porque su esfuerzo no marcaría una diferencia. Eran demasiadas las estrellas de mar por salvar. El niño recogió una sola y la lanzó al océano con estas palabras: "Yo hice la diferencia, sólo por esa...".

Esa era Sori: lograr comunicarse con una sola una mujer y asegurarse de que el mensaje de la detección temprana le hubiera llegado, bastaba para saber que había hecho la diferencia. La avalancha ha comenzado. Ella nos dejó a todos a cargo de su misión. Nosotros haremos lo que esté a nuestro alcance para continuar su legado, para garantizar que lo que ella más quiso se haga realidad: que las mujeres mueran con cáncer de seno y no de cáncer de seno. Hacerles saber que si se detecta temprano, el cáncer de seno no es una sentencia de muerte.

Soraya cambió mi vida. Extrañaré su presencia física, pero espiritualmente está aquí justo a mi lado y del lado de los que la amamos.

Itzel

Miami, Florida, agosto de 2006.

P.D.

A Soraya le disgustaban los agradecimientos pues siempre temía dejar a alguien por fuera. Pero debo hacer una lista con unos pocos nombres: Joyce, Rosie, Alison, Adri, David, Kevin, Linda, Merle, Sherry, Juliet, Loly, Jessica, Bob, Sebastian, Donna, Raul, Marya, Nicole, Paul K, Maria, Mercy, el equipo del OHG, Sandra, Vanessa, Alejandra, Cheryl, el personal de MCI-BCC, Joyce O., Nancy B., Susan C., Susan B., todo el personal de Komen, sus admiradores.

¡Gracias! Por todo el amor y los cuidados que le dieron.

Nota médica

EL CÁNCER DE SORAYA era raro en muchos sentidos. El legado de su familia es poco común, su diagnóstico a tan temprana edad es poco común y su desenlace fatal es aun menos común. ¿Por qué fue así? Soraya creía que de cierta forma ella había sido escogida –escogida para traer a la comunidad latina ese cambio tan necesitado, y que salvara la vida de tantas personas. Ella quería inspirar a la gente a encontrar aquello que le diera esperanza y que le serviría para iluminar con su propia luz hasta los momentos más oscuros y difíciles de la vida. Quería inspirarlos a buscar en su interior aquello de lo que están formados y que los ayudaría a salir adelante orgullosamente hasta de las circunstancias más dificiles. Hasta en sus últimos días, Soraya nunca se permitió el pensar que su final estaba cerca y es por esto que nunca contempló siquiera la posibilidad de que su historia final podría en algún momento llenar de temor a alguien.

Con la cooperación de la Fundación Susan G. Komen contra el Cáncer del Seno, los editores de este libro han pedido a la Doctora Joyce O'Shaughnessy unas palabras para los lectores de *Con las cuerdas rotas*.

El cáncer de Soraya era sin duda de un tipo raro y poco común como lo es también, afortunadamente, el tener cáncer de seno a una edad tan temprana. Es también poco común que mujeres tan jóvenes, que padecen cáncer de seno tengan una recaída y mueran aun estando en sus treintas. Aproximadamente 80% a 85% de las mujeres diagnosticadas con cáncer de seno hoy en día serán o curadas o vivirán por décadas sin evidencia de la enfermedad al ser detectadas tempranamente y contar con la ayuda de los mejores tratamientos.

Tan sólo en el tiempo que a pasado desde que Soraya fue diagnosticada por primera vez con cáncer de seno, nuestra habilidad para detectar la enfermedad en una etapa muy temprana en mujeres jóvenes de alto riesgo con un historial familiar de cáncer de seno e incrementar el procentaje de mujeres curadas con tratamientos mejorados de quimioterapia, anti-HER2 terapia anticuerpos y terapias anti-estrógeno han mejorado increiblemente. Desde 1990, cada año se han realizado avances significativos en la detección temprana de el cáncer de seno, pruebas genéticas (para saber el rango de riesgo por herencia), prevención y más importante aún, tratamiento. El procentaje de muertes a consecuencia del cáncer de seno ha bajado en los Estados Unidos desde los 90 conforme a estos avances de la ciencia se han puesto en práctica.

Desafortunadamente el cáncer de Soraya tenía una habilidad fuera de lo usual para escapar de la erradicación que los tratamientos agresivos a los que ella se sometió harían.

Siempre me sorprendí de la entereza que Soraya mostró al lidiar con su enfermedad.

Pareciera como si tuviera un conocimiento de la vida más avanzado de lo que a su corta edad correspondiera. Era como si ella hubiera ya completado un ciclo de vida –y uno muy bien vivido– y eso le diera la libertad de navegar por la la vida con gracia y coraje.

Soraya era inmensamente dedicada a la labor de informar sobre el cáncer de seno aun entre mujeres jovenes y no consideradas de alto riesgo. No dudaba nunca en compartir sus experiencias personales para que quienes la escuchaban se beneficiaran de ellas. Sus mensajes de confiar en los instintos propios sin importar el cambio o no de los senos, el de la importancia de tomar control de la situación y ser persistente al buscar revisiones médicas –además de las mamografías normales de rutina para las mujeres mayores de 40 años–, sonaban como hechos especialmente para cada uno de aquellos que tuvimos la fortuna de ser tocados con la magia de su música, su integridad y su espíritu trascendente.

Joyce O'Shaughnessy, M.D.
Septiembre, 2006

La Doctora Joyce O'Shaughnessy, Oncóloga especializada en cáncer de seno en Texas Oncology, PA, US Oncology del Centro Baylor-Sammons Cancer en Dallas, es la Vicepresidenta de la sección correspondiente al cáncer de seno y presidenta de la sección dedicada a la investigación de la prevención del cáncer del US Oncology Clinical Trials Network. Esta institución acepta anualmente a más de 1.400 pacientes en sus programas de prueba para tratamientos que buscan la cura del cáncer de seno y los que pretenden reducir el riesgo en estos últimos. Durante sus dos años en el Cancer Therapy Evaluation Program (CTEP), NCI, la Dra. O'Shaughnessy evaluó conceptos para pruebas clínicas y protocolos, delineando los términos de uso de nuevas drogas que estaban en proceso de aprobación con la NCI y CTEP al mismo tiempo que era la asistente para casos especiales del director de la NCI y dirigía los esfuerzos de prevención del cáncer de seno y tratamientos con los programas de prueba de el área médica de la NCI. Durante su paso por ahí, fue también responsable de la fundación del programa de becas para los cursos de entrenamiento.

La Doctora O'Shaughnessy se graduó en el año 1978 con los honores *summa cum laude* del colegio *Holy Cross* y fue parte del grupo directivo del mismo durante los años 1988 a 1996. Se graduó, *cum laude* de la Facultad de Medicina de la Universidad de Yale en 1982. La Doctora O'Shaughnessy realizó su servicio social y residencia en el área de Medicina Interna del Hospital General de la ciudad de Massachusetts a lo cual le siguió una beca en Medicina Oncológica en el Instituto Nacional del Cáncer.

Sirvió durante los años 1995/1996 y 2002/2003 en el comité de programas científicos ASCO y ha participado en diversas reuniones y seminarios de este mismo. Fue también la directora del comité encargado de nominar del año 2006. La Dra. O'Shaughnessy ha participado como miembro del comité del programa de revisión progresiva del cáncer de seno de la *NCI*.

La Doctora O'Shaughnessy participa como editor asociado de *Clinical Breast Cancer* (Cáncer de Seno Clínico), forma parte del grupo editorial de las investigaciones clínicas del cáncer y del diario *Journal of Supportive Cancer Care* (Diario del cuidado y ayuda del cáncer). Las áreas de mayor interés para las investigaciones de la Dra. O'Shaughnessy son el desarrollo de tratamientos nuevos para el cáncer de seno y el cáncer en general.

Mensajes para recordar

NUESTRA QUERIDA AMIGA SORAYA murió sólo meses después de haber completado este trabajo. Para alguien que no la hubiera conocido, podría parecer sin sentido y triste publicar unas memorias que describen la enorme profundidad y calidad de la esperanza que mantuvo mientras vivía y escribía, sabiendo que perdió su vida poco más tarde de haber terminado este esfuerzo. Sin embargo, ver sus memorias como un ejercicio inútil sería no comprender el verdadero significado de la vida de Soraya y de su mensaje.

Es cierto, las cosas no resultaron como Soraya hubiera querido, ni como nosotros y sus admiradores hubiéramos deseado. Sin embargo, esto vuelve sus mensajes aún más conmovedores. Porque lo que ella nos muestra en este libro es cómo vivir –vivir verdaderamente– bien sea que nos encontremos sanos o nos estemos muriendo, bien sea que nos queden cinco o cincuenta años de vida por delante. Testimonio de esto fue haber escogida un reducido grupo de las personas más cercanas a ella, para contarles lo enferma que se encontraba y compartir con ellas el borrador de este libro. Ella era tan fuerte y tenía tanta esperanza, que de no ser por el manuscrito, quienes no estuvieron junto a ella diariamente viendo marchitarse su cuerpo, nunca habrían sabido lo enferma que se encontraba, hasta cuando no hubiera partido.

Para garantizar que el mensaje de Soraya tenga todo el impacto que se merece, a pesar de su muerte, quisiéramos sintetizar aquí el contenido de sus discursos, de sus escritos, algo que ella nunca tuvo el tiempo para hacer, y extraer de estas memorias, los mensajes que tengan la fuerza para contribuir a mejorar la calidad y el sentido de la vida de todos nosotros. Bien sea que usted lea este texto solitariamente o que discuta estos temas en grupo, nuestra esperanza es que este resumen contribuya a dejar en claro puntos clave de sus memorias.

Las ideas que Soraya constantemente compartió en lo referente a esperanza y auto-ayuda para vivir una vida mejor.

TEMAS DE AUTO-AYUDA.
1.- Descubre quién eres.
2.- Encuentra tu propósito.
3.- Hazte cargo de tu propia vida.
4.- Escucha atentamente tus propias lecciones y aprende de ellas.
5.- Acepta tu realidad y aprende a vivir plenamente con ella.
6.- Dale a los demás la oportunidad de ayudarte.
7.- Descubre tu razón para creer.
8.- Sigue adelante, pero ahora más fuerte que antes.
9.- Entrega de ti y deja tu huella.
10.- Conviértete en tu propio héroe.
11.- Contrario de lo esperado, piensa en ti antes que en los demás.

Descubre quién eres

- Que el esfuerzo por reencontrarnos con nuestro ser interior, es el propósito que debe absorber toda nuestra atención. Éste será finalmente el alimento de nuestros sueños y esperanzas.

- Si los costos económicos del cuidado de mi salud superaran mis recursos, no tendría problema en dejarlo todo y regresar al diminuto apartamento de New Jersey. Las condiciones materiales pueden cambiar, pero mi esencia siempre seguirá igual.

- Desde entonces algo me impulsaba a no detenerme hasta no completar la tarea, a nunca darme por vencida y a estar convencida de que no había meta inalcanzable.

- Ella me enseñó a no temer intentar; a ir en contra de la corriente si mis convicciones así me lo planteaban; me llenó de seguridad personal y me fortaleció una autoestima basada en valores y no en parámetros externos o en opiniones ajenas.

- Soy un simple medio. La música, contrario a lo que se piensa de las estrellas famosas, me ha creado distancia con mi ego. Me ha mostrado que entre mayor sea la sinceridad conmigo misma, entre más abra mi corazón y mi mente, más prolífica y creativa voy a ser.

- Verla procesar el trauma de sus cicatrices y asumir su feminidad de otra manera, me ha ayudado a encontrarme conmigo misma, cuando yo también pensaba que mi esencia de mujer me había sido amputada.

- El tiempo es el regalo, lo demás es prestado y lo único real es lo que llevamos adentro.

- La parte mía con la que me sintonizo mejor es aquella que le gusta pensar, que disfruta de la soledad, que adora los retos intelectuales y artísticos y que vive convencida de que lo que importa no es llegar sino saber llegar; la a manera como se transita el camino.Es esta búsqueda y la tranquilidad que brinda saber lo que se quiere, mi mejor guía en las batallas que he tenido que dar con mi propio cuerpo.

- Siempre prefería ordenar mis pensamientos, antes de exponerlos abiertamente; además de hacer más auténticas mis palabras, más genuinas, soy más libre. Hablo sin libreto. Hablo desde mi corazón; reacciono y adquiero mi ritmo dependiendo de las expresiones de energía que reciba en el público. Pero sólo logro hacerlo una vez me haya liberado de mis inseguridades.

- Al mismo tiempo me aferro a mi propia alma puesto que ella se ha convertido en mi única verdad.
Cuando estoy allí no siento restricciones. Es la liberación de todas las liberaciones. ¿Qué temor puedes albergar cuando has hallado tu camino hacia lo que será tu máximo estado? Ahora estoy viviendo desde lo interno. No importan las opiniones de los demás. Mientras esté de acuerdo con mi voz interna, todo está bien. Ya no soy quien creí ser, pero diariamente estoy más cerca de ser la mujer que creo poder ser.

Encuentra tu propósito

- Cada día me he esforzado por no dejar que el tiempo pase sin más, me he propuesto exprimirlo, saborearlo y tratar de ser cada segundo que pasa un mejor ser humano.
- Sólo cuando me enfermé con el mal que nos mantendrá unidas a las cuatro para siempre, entendí por qué había sido premiada con esa capacidad de encontrar esperanza incluso en los lugares más desolados del corazón.
- Mi infancia austera me instigó a ganar bien y a ahorrar con cuidado, pero son los valores de mi formación los que no me han dejado confundir ni perder el foco de lo que realmente importa.

- Cuando logré cosechar aquello que veía flotar en mi mente, aterrizarlo en mis manos y dejarlo fluir a través de las cuerdas de mi guitarra y del aire de mis pulmones, descubrí que había topado con mi pedacito de cielo. Le había encontrado el sentido a mi vida.

- Me recordaron que la vida, mi vida, cualquier vida, tiene un sentido y esto se convirtió en un autodescubrimiento personal.

Hazte cargo de tu propia vida

- No me permito bajar la vista. Para qué. No es necesario hacerlo.

- Nunca escuché ni me dejé sembrar dudas de quienes me decían que iba a fracasar. Puedo terminar magullada y estropeada, pero aun así nada se interpondrá en mi camino.

- Su reacción, me marcaría para siempre.

  "¿Quiénes son ustedes para decirme que me estoy muriendo?... sólo mi Dios... sólo Dios sabe cuándo será mi hora de partir, no ustedes.

  Usted podrá ser un doctor, pero ante todo es un ser humano. No me arrebate la esperanza".

  "Usted es únicamente un hombre", le repetía al médico.

  "¿Cómo puede anticiparme cuánto tiempo me queda?".

  Nadie, no importa su título o su grado, tiene el conocimiento para predecir cuánto tiempo de vida en este mundo le queda a una persona. Y más importante aún, nadie tiene el derecho, así sus intenciones sean las mejores, de arrebatarle la esperanza a una mujer y quitarle la ilusión de poder recuperarse.

- Este aspecto de mi carrera también me ha enseñado a aceptar trabajos que verdaderamente me llenen. Sin la inspiración no existe la imaginación y sin imaginación el alma se estanca.

- A partir de ese momento, decidí que iba a dejar de preguntarme "¿por qué yo?", e iba a empezar a preguntar "¿cómo voy a hacer?"
- Pero, aún así, después de haber recorrido este mismo camino con mi madre, sabía que tenía que participar activamente de mi tratamiento y ayudar a elegir la combinación de quimioterapias más efectiva. Tenía que investigar, hacer preguntas...
- Me tiré y dormí una siesta, exhausta por el ejercicio que acaba de hacer pero renovada al saber que estos pensamientos oscuros ya no me pertenecían. Habían partido para nunca más regresar. De este punto en adelante, nunca volví a mirar atrás. Ese día comenzó mi verdadera nueva vida.

Escucha atentamente tus propias lecciones y aprende de ellas
- Y su gran lección, a la hora de la confrontación y finalmente la aceptación de su propia mortalidad.
- La realidad de este padecimiento no será un impedimento sino más bien una herramienta que usaré para cosechar y aprovechar más y mejor el tiempo que se me ha dado... e incluso, el tiempo que se supone no tendré.
- Empezar el día con la conciencia de que la propia mortalidad permite ver la fragilidad de todo. Cada momento se valora como si fuera el último.
- El silencio no es silencio. Tiene su propia melodía. Para mí, el silencio es la conexión verdadera con el espíritu.
- Necesitaba ser fuerte y mantenerme centrada durante la dura prueba que tenía por delante. Nunca tuve la menor duda. Pero sentía que algo más estaba ocurriendo a mi alrededor, se estaban moviendo unas cuerdas nuevas que yo no controlaba, a las que debía ponerles atención.

- Desde ese momento me fui aceptando, sin enredos. Me recordó que no se trata del logro, sino de la intención.
- De un golpe, debía desaprender lo que creí saber. Mi presencia física no importaba. El ego. Debía luchar centímetro a centímetro hasta derrotarlo.
- Era una necesidad hacerlo: abrir la caja interior y dejar salir mis demonios. No tenía otra manera para avanzar, para avanzar de verdad. Necesitaba limpiarme los sentimientos y confrontar, de una sola vez, mis temores más grandes.
- Hablando de planes, esa fue la última dificultad que tuve. Podemos hacer los planes que queramos; programar, soñar, preparar, organizar y pensar que tenemos todo bajo control. Pero la verdad, es que no es así. La vida tiene su propio ritmo y depende de cada quien mantenerse ligero para poder navegar en cada marea.
- A través de esta enfermedad descubrí la importancia del momento; de vivir plenamente el ahora y el aquí. ¿Por qué esperar hasta mañana si lo puedes hacer hoy?
- En mi vida, he sido afortunada de muchas maneras. Son muchos los cambios que he vivido. Experiencias que me han hecho a evolucionar.
- Creo que todos tenemos esa especie de apariciones que nos llegan inesperadamente, así como también creo que todos tenemos un espíritu creativo en el interior. La diferencia está en que, por alguna razón, algunos no ignoramos esa voz y la escuchamos. De esta manera se hace más fácil servir como conducto y escucharla seriamente, así lleguen en la forma de una conversación, una idea científica, una melodía, un hecho aislado, una extraña coincidencia, una yuxtaposición de ideas interesantes, una creación artística; o se trata de una forma de mirar con más simplicidad algunas de las complejidades de la vida. Captar estos momentos

fue esencial para mi crecimiento y para la comprensión de la crisis que habría de afrontar más adelante. Si no hubiera evolucionado de la manera en que lo pude hacer, sé que hoy no estaría escribiendo estas palabras.

- Tendría que aprender mucho más y saltar a un estadio superior.

- Pero se ha vuelto fácil reír con un amigo, disfrutar de una comida deliciosa, bailar, tomarse de la mano, sentir el césped bajo los pies descalzos y caminar en él. Esos son los momentos más valiosos. Momentos para ser, simplemente ser. Esos intervalos de tiempo se han convertido en los que más atesoro.

- Tras haber sido una persona realizadora durante toda mi vida, he tenido que aprender y reaprender muchas cosas. La más importante es que la vida tiene sus propios planes y que depende de nosotros estar a tono con ellos. Las metas y logros son en su mayor parte creaciones artificiales inventadas para organizar nuestro tiempo y energía. Vivir en aras de la vida misma es la máxima realización posible.

Acepta tu realidad y aprende a vivir plenamente con ella
- Ésta es mi realidad y acepto, no batallo más contra ella. Prefiero depositar mi energía en vivir la vida que los tratamientos actuales me permiten, a los que quienes me antecedieron no tuvieron acceso.

- He aprendido a aceptarlo y a entender que la gente es como es y no se puede cambiar. Cada uno a su manera. Y así son las cosas.

- Mi madre se convenció de que Dios la había colocado en Estados Unidos para darle la oportunidad de sanar porque su cura iba de la mano de la ayuda que los médicos pudieran brindarle de este país,

- Compró un cuadro de madera con una oración bastante conocida: "Dios dame la serenidad para aceptar las cosas que no puedo cambiar; el valor para cambiar lo que puedo y la sabiduría para reconocer la diferencia". Lo leía a diario en voz alta y yo lo conservo colgado en mi casa, como un testamento del poder de las palabras.

- Fue durante ese tiempo que evolucioné más allá de lo que consideraba como mis capacidades. Una vez que acepté mi situación, pude canalizar toda la energía liberada en otra dirección.

- Me hubiera encantado haber llegado hasta aquí en otro tren y quizás, exclusivamente, en el tren de la música. Pero si ésta fue mi riel, de cualquier manera, lo asumo.

- Mi deseo era que nada de esto hubiera ocurrido nunca, pero es un deseo que conduce a ninguna parte. Ocurrió, está sucediendo y entre más pronto lo acepte, menor resistencia voy a encontrar en mi camino hacia la sanación.

- Sanar ahora significaba vivir. Mientras tuviera aire en mis pulmones, y pudiera reír y amar, estaría curada.

- La felicidad –verdadera felicidad– se había abierto camino en lo profundo de mi corazón. Habían espantado de mi vida, aquellas sombras de dolor, que ocasionalmente mostraban su cara. Estaba reconciliada con mi nuevo cuerpo, había redefinido por completo mi existencia. Era mucho más paciente y me había centrado en el simple hecho de estar viva. Con la meditación alcancé a entender que había encontrado la perfección dentro de la imperfección.

- No soy de las que creen que el cáncer es lo mejor que le puede haber pasado a uno. ¡Ni de loca! Pero las lecciones que aprendí de haber tenido que lidiar con tal cantidad de emociones, fue el regalo que me dejó el cáncer. Mi vida ha sido tan engrandecida, que beber un vaso de agua adquiere la dimensión de una experiencia única. Simplicidad, aprecio y agradecimiento son palabras que repito constantemente.

- Cuando no hay más salidas, abrazas lo que te queda con amor y aprecio. Aprendes a gozar el momento, desde reírse con un ser querido, oler el aroma de una comida deliciosa, sentir un viento cálido contemplando tu rostro, hasta grabar en tu memoria cada pequeño detalle de la sonrisa de un niño y el tono de sus risas en la banda sonora de tu vida.

Dale a los demás la oportunidad de ayudarte

- En el lugar en el que me encuentre, trato de sembrar semillas de esperanza y compartir mi mensaje con palabras y canciones. Como ocurre con frecuencia, las miradas de la gente, son mi aliento para seguir andando.
- Incluso cuando vomitaba, padeciendo el dolor agónico de la mastectomía, me forzaba a levantarme y coger un vaso de agua, simplemente porque no quería molestar a nadie. Me tomó meses aprender a pronunciar las palabras "necesito ayuda".
- Para mantenerme sólida debía abrirme a mis seres queridos. Para sobrevivir, necesitaba hacer lo propio con el equipo médico.
- Y entonces yo le exploté a mi amiga: "No quiero que veas lo que me ocurrió".

  Me respondió tranquilamente y con una sonrisa pura: "te veo con unos ojos que ni siquiera perciben la belleza de tu rostro. ¡Me encanta…! Todo lo que ya no forma parte de tu cuerpo es lo que te hubiera alejado de mi!. Me encanta lo que veo dentro de ti y eso no ha cambiado. No tengo miedo. Las cicatrices son la muestra de que estás viva. ¡Todo lo que ya no está te hubiera alejado de mí".

- Entendí que mi cura también dependía de saberme abrir y permitirle a otros acercarse y ayudarme a aligerar la carga de mis hombros.
- Permitir que la gente importante en mi vida interviniera, no fue solo bueno para ellos, sino vital para mí.

Descubre tu razón para creer
- Esta narración intenta recordarnos que incluso en los momentos más oscuros de nuestra existencia, siempre hay, aunque aparezca algunas veces oculta, una razón para seguir creyendo.
- Me mostraron el mapa emocional a seguir: escalar la montaña paso a paso, pero al estar en la cima nunca volver a mirar atrás.
- Sabía que iba a estar bien, lista a asumir lo que llegara. Así fuera imperfecta, ésa era mi vida.
- Esta virgen María representa los milagros... aquellos propósitos que están fuera de nuestro alcance son en los que ella parece gravitar. Sostuve ese medallón en la palma de mi mano mientras las lágrimas rodabanpor mis mejillas. Me quedé ahí, con la vista en el horizonte. Sonreí. Gracias. Gracias. Gracias.
- Necesitaba ser fuerte y paciente porque todavía no era mi momento de partir. No estaba ni cerca de ese momento. Yo necesitaba creer en esto y aferrarme a la vida. Necesitaba de alguna manera encontrar esa luz dentro de mí y dejarla guiarme fuera de esta negra oscuridad.
- Hay cosas más poderosas que nosotros y yo estoy agradecida porque parece que muchas de ellas están cuidándome.
- Posibilidades. Esperanzas. Son las que hacen que esto sea llevadero y me permiten creer. Acaricio la posibilidad de poderme recuperar. Me regocijo con la posibilidad de que

toda esa mezcla que hay en mí me haga evolucionar para ser una mejor persona de lo que era hace unos minutos. Existe la posibilidad de que todo cuanto he vivido, lo hermoso y lo difícil, hayan sido bloques de construcción y que ninguna experiencia ni ningún momento de mi vida en este mundo hayan sido en vano.

- Sin esperanza nada tiene un propósito. Incluso cuando se tiene una buena vida, colmada de felicidad y realización, la esperanza es la que nos empuja para hacer que todo esto dure lo máximo posible. La esperanza es la que nos hace continuar luego de haberse roto el equilibrio perfecto, permitiéndonos creer que quizá volveremos a reposar en él.

- Ha sido duro, pero no estoy limitada a respirar. ¡Estoy viva! Me dio esperanza.

- Sería como ella. Creía en la fortaleza de esa posibilidad con la esperanza de poder dejar de lado las dificultades, a favor mío.

Sigue adelante, pero ahora más fuerte que antes.

- La experiencia familiar me ha ayudado a vivir con un alto nivel de exigencia, logrando demostrar, de tanto en tanto, que las estadísticas médicas también se equivocan. Con la misma seguridad con la que me advertían los doctores de aquello que no volvería a hacer, o anticipaban el tiempo que no tendría, mi mente, sorda a los augurios, impulsaba y aún empuja mi a cuerpo a resistir, a mantenerse fuerte y seguir adelante.

- Pero no es la suma de estos años la que me ha dado la fortaleza para andar, sino la manera como he conseguido redefinir los conceptos de tiempo, calidad de vida y todo lo que esto conlleva.

252

- Me he consagrado a vivir, a concentrarme en la búsqueda de un equilibrio entre los tratamientos que alargan la vida y las acciones que la enaltecen.
- Me he convertido en una paciente profesional y estoy decidida a impedir que este hecho cambie la calidad de mi existencia.
- Y cuando tambaleo y me confundo y siento que no puedo más, me sumerjo en lo más profundo de mi ser, paso mis manos por entre las cenizas que descansan en el fondo de mi alma y entonces recuerdo aquello que alguna vez fue polvo, con la certeza de que con el ripio me reconstruiré de nuevo. Me levantaré como las mujeres de quienes provengo. Una y otra vez, cuantas veces sea necesario, como el Ave Fénix, y mi nueva canción será aún más dulce que la última.
- Un fin de semana de regreso a casa me recibió convertida en un ser que vislumbraba el camino, con toda la fuerza para recorrerlo. Llena de palabras positivas, con sus ojos brillantes y una postura firme y orgullosa, describía su realidad. Algo en su interior habia hecho *click* y estaba ahora lista para luchar. Soraya la animó a investigar sobre su enfermedad para comprenderla mejor y se convenció de que Dios la había colocado en Estados Unidos para darle la oportunidad de sanar porque su cura iba de la mano de la ayuda que los médicos de este país pudieran brindarle de este país. Había llorado suficiente ahora era el momento de tomar control.
- A pesar de todo el dolor físico y los quebrantos emocionales, ella resurgía con más fuerza, después de cada crisis. Su comportamiento fue mi referencia, años más tarde.

Entrega de ti y deja tu huella
- Continuaré con mi misión de ofrecer ilusión no con palabras vacías, sino con lo que soy, como un ejemplo complejo de lo que significa estar vivo.

- Me enseñó que si alguien realmente necesita el dinero, hay que desprenderse y darlo porque si uno vive de esa manera nunca se pasará trabajo. Alguien te recompensará, porque así es finalmente el equilibrio que tiene la vida.
- Fue la Fundación Susan G. Komen de lucha contra el cáncer del seno y sus eventos los que me ayudaron a comprender que podía dejar de ser una víctima para pasar a ser parte de la solución.
- Sin proponérmelo había conseguido un verdadero ejército de adeptos. De repente yo no era la única paciente.
- Puede ser éste el último esfuerzo por mirar el lado positivo, pero este cambio de planes de mi vida, puede permitirme impactar el mundo de una manera significativa y perdurable. Así que éste pasó a ser mi nuevo programa de vida.

Conviértete en tu propio héroe
- Todo lo que mi madre me enseñó acerca del trabajo duro, caridad, generosidad, prudencia y humildad están puestos en este lugar donde consigo darle rienda suelta a mis sueños, donde puedo cerrar los ojos cada noche con la tranquilidad de saber que he llegado hasta aquí, sin hacerle daño a nadie y espero, haciendo mucho bien en el camino.
- A partir de ese momento, decidí que iba a dejar de preguntarme "¿por qué yo?", e iba a empezar a preguntar "¿cómo voy a hacer"?
- Padezco de cáncer de seno. Es un dato que no puedo cambiar. No tengo la culpa. Mi vida nunca volverá a ser la misma. Pero seré yo, y no el cáncer, quien la defina. Repetía este mantra. Sin él, nunca hubiera logrado un piso sólido.
- Empecé a meditar. Intenté centrar mi energía, trascendiendo hasta la dimensión más profunda de mi ser. Forcé la mente para que comprendiera el cambio inminente al que se iba a someter mi cuerpo. Miré mis senos y les dije adiós. Miré en

lo profundo de mis ojos y empecé a saludar y halagar a la mujer que dormía en mi interior. Una mujer segura, fuerte, capaz de vivir su sexualidad física, emocional, espiritual e intelectual, en un plano muy diferente.

- Poco a poco, comencé a dar pequeños pasos para crecer como una mujer más madura y con un alma más abierta. Mi historia de independencia, así el esfuerzo no resultara fácil. Pero mi nueva vida me imponía también una nueva manera de enfrentarme a mis propios límites.

- Fui mucho más lejos y tomé contacto con la que había sido antes. La supervivencia era mi mejor cualidad. Me sentía orgullosa y me permitía fortalecer mi autoestima y a la vez juntar los fragmentos de la realidad para hacerme una joven mujer bella, fuerte y apasionada, a quien admiro de verdad: yo.

- Creí en mí. No en quien solía ser, ni en quien deseaba ser, sino en quien era.

- Sin duda el año que viví con el pecho plano, me hizo madurar. Mientras sanaba en mi exterior, me fortalecía en mi interior. Sentía como si nuevas capas se le formaran a mi alma. Entre más daños me hacía la enfermedad, éstas se hacían más gruesas.

- No se trata de vivir un *status quo*. No se trata de vivir por lo que se espera de ti. Si hubiera hecho eso, nunca habría triunfado como artista y no hubiera tenido el valor de hacer ni la mitad de las cosas que he hecho. Seguramente también, ya me hubiera muerto.

Realmente se trata de vivir como eres y ser guiado por la persona que crees puedes llegar a ser. Soy fuerte. Soy imperfecta. Soy talentosa. Estoy enferma. Pero también creo que soy valiente. Creo que soy bella. Creo que mientras el cáncer se mueve por mi cuerpo, otra parte de mí sana. Creo que soy valiosa. Creo que tengo mucho más para dar y mucho más por vivir.

- Sé que mi luz no sólo es brillante, sino que además se filtra en el aire del cuarto. Mi pasión por vivir, sentir y amar es mi aroma. Mi determinación es mi llama.

Contrario de lo esperado, piensa en ti antes que en los demás
- Si perdiera el foco, así fuera sólo por un segundo, la marea me arrastraría mar adentro y el lastre de la autocompasión me habría hundido para siempre.
- Les conté a mis asesores lo que ocurría y les solicité orientación. Fueron claros en que no tenía obligación de volver público mi problema y que debía actuar sólo en función mía y hacer lo que me conviniera, sin consideraciones de nadie más. Debía escuchar mi corazón.
- Pero fue durante estos momentos críticos cuando mis verdaderos amigos se unieron a la causa. Mientras otros se perdieron.
  El cáncer me ayudo a sacudir el clóset. A limpiarme la vida y a depurar mis afectos. Por primera vez, distinguí las diferentes actitudes frente a sus vidas y la manera en que éstas influían sobre mi existencia. Tomé distancia de aquellos ego-céntricos, inauténticos. Después de esta limpieza, me sentí ligera, libre y profundamente cerca de quienes me rodeaban.
- La falta de fe, un miedo aplastante o un agotamiento agudo, son como dejar una ventana abierta invitando a que pase una brisa indeseada. Tengo que detenerme rápidamente y pararme a cerrar las ventanas.
- Aprender a mostrarme como era actualmente y no aferrarme a cómo había sido.

norma.com

Uno de los portales de libros
más visitados en idioma español.

Regístrese y compre todos sus libros en
norma.com y reciba grandes beneficios: